JN041210

看護学生のための 基礎からはじめる 数学ドリル

別冊解答つき

青木久恵 著

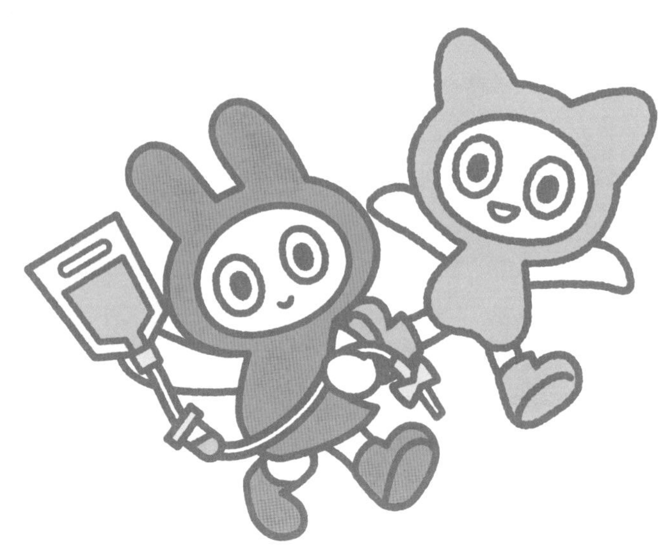

メヂカルフレンド社

はじめに

本書には、看護学生のみなさんに、国家試験や臨床現場で求められる計算問題が解けるようになってほしいという願いが込められています。

小学校・中学校・高校と数学に苦手意識のある方は少なくありません。看護師国家試験や臨床現場で日々求められる計算能力は、医療安全と密接に係わっていることは十分にわかっていて、何度か学びなおそうと思っても、ひとりで学び直す機会がなかなか見つけられなかった方も多いことでしょう。

そこで、看護で用いられる計算問題について何とかわかりやすくできないかと研究に取り組んでいた矢先、メヂカルフレンド社編集部からのお声がけでClinical Stadyの「基礎力アップドリル　数学」の2年間の連載、および看護学生の「基礎から学ぼう！　看護に生かす計算」の特集を執筆させていただきました。これが、読者や看護教員のみなさまからご好評をいただいていたことから、このたびパワーアップした本書を執筆することになりました。

本書の特徴は、算数・中学数学レベルの解説も加えながら、看護で求められる計算問題について、まず「例題」で丁寧な解説をしておりますので、「練習問題」を解いて理解度を確認できるようになっています。さらに「まとめテスト」で復習すると、問われているポイントの見極めや計算力が向上するような展開になっています。問題を解く前に、解説を読む気力が続かなくなることがないようにとくに配慮をしました。

主な公式のご紹介はしていますが、暗記にとどまらないように、また、問われているポイントがつかめ、計算の手続きが身に付くようにと、図解のほか解説動画も取り入れました。かわいいキャラクターも、ポイントや注意点を教えてくれて、みなさんを応援しています。

ぜひ、繰り返し活用していただき、実力アップを目指してください。

青木久恵

本書の使い方

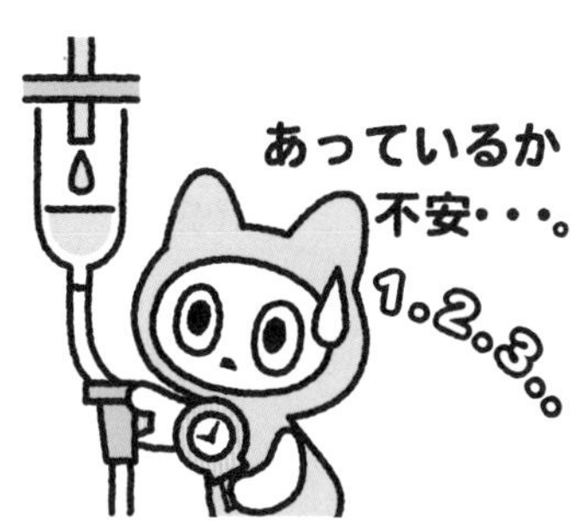

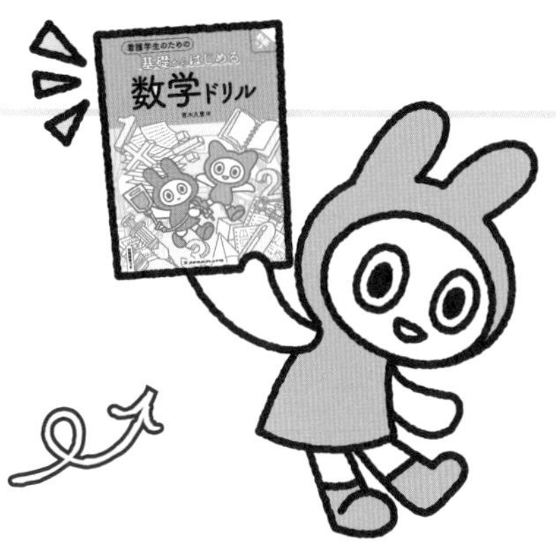

デジタルコンテンツの利用方法

① 初回のみユーザー登録をしてください

最初にmee connectにアクセスします。初回ユーザー登録では、お名前、メールアドレスを入力し、パスワードを設定してください。

新規会員登録

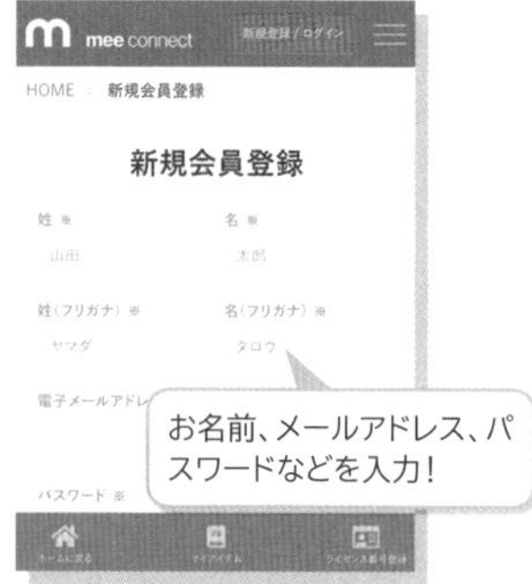

※ニックネーム、会員種別、所属先、生年月日、性別などは任意でご入力ください

② 購入した書籍をコンテンツ登録してください

mee connectにログイン後、本書冒頭に貼付されたライセンス用紙の番号を入力すると、コンテンツが登録できます。

ライセンス番号用紙

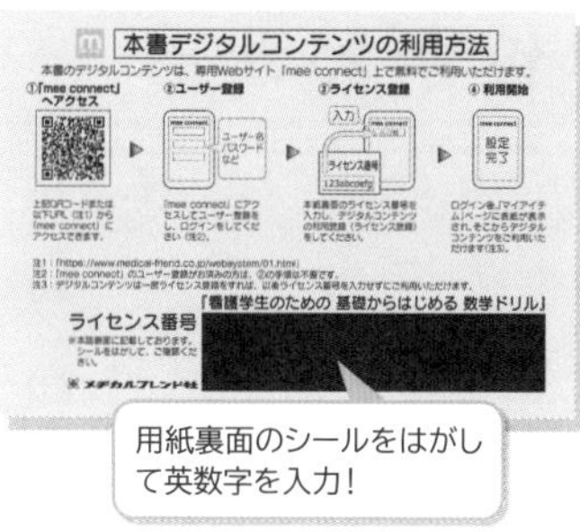

※半角スペースはつめてご入力ください

③ マイアイテムから対象コンテンツをご覧ください

ログインすると、本書のデジタルコンテンツが、お手持ちのスマートフォンやPCで、いつでもどこでもご利用いただけます。

マイアイテム(例)

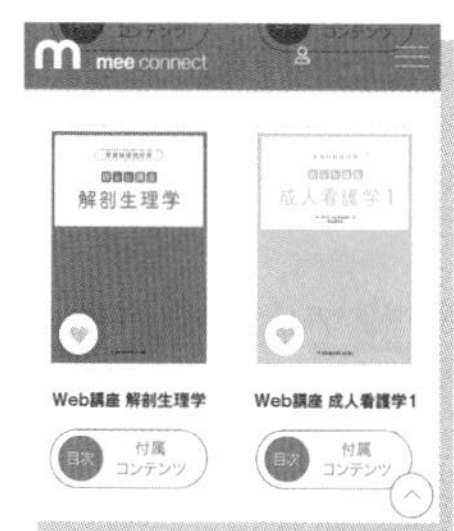

アクセスはコチラから →

3STEP で学習を進めよう!

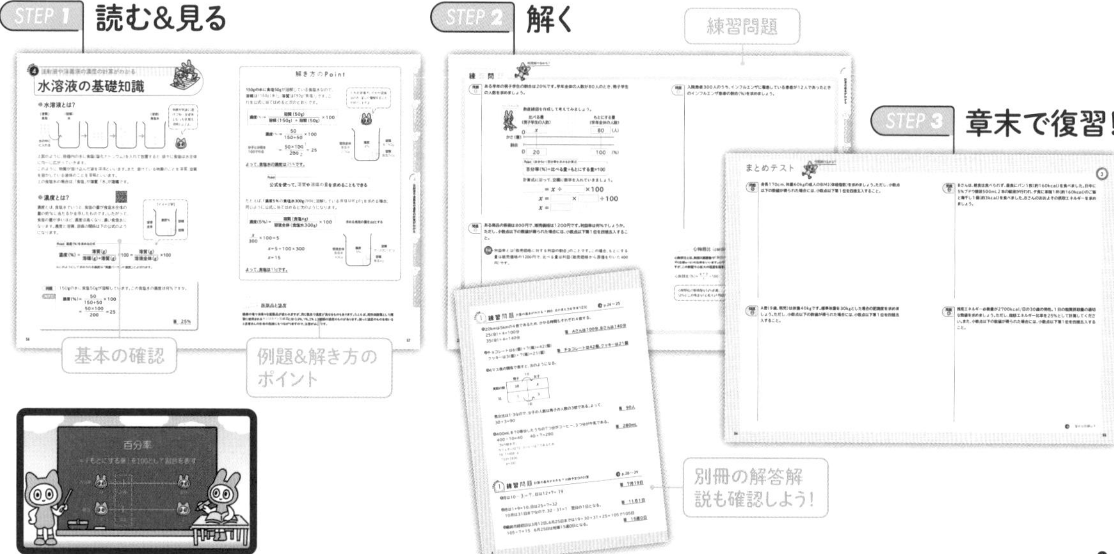

CONTENTS

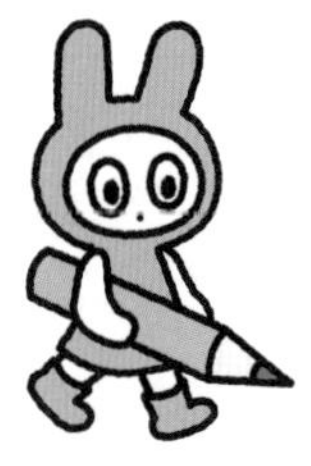

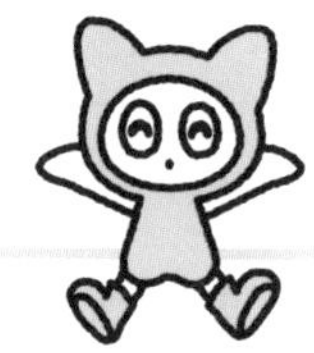

CHAPTER 4 ▶ 注射液や消毒液の濃度の計算がわかる

CHAPTER 5 ▶ 輸液の計算がわかる

CHAPTER 6 ▶ 酸素ボンベの計算がわかる

イラスト／KATOYURI
カバー・本文デザイン／小山 巧（株式会社志岐デザイン事務所）
校正協力／株式会社SYNAPS
編集協力／松本 晋平（ライター）
DTP／三美印刷株式会社

たし算・ひき算・かけ算・わり算

四則演算とは?

たし算は「加法」、ひき算は「減法」、かけ算は「乗法」、わり算は「除法」といい、これら4つの計算のことを「四則演算」とよびます。
計算式を解く際には、四則演算のルールに従う必要があります(Point参照)。

400×5+150÷3

ここでは、**四則演算のルール②**に従って計算しましょう。
×と÷を先に計算して、次に+を計算します。

ルール②より、×と÷を先に計算する

400×5+150÷3

=2000+50

=2050

Point　四則演算のルール

①(　　)が出てくる場合は(　　)の中を先に計算する。{　　}の中に(　　)がある場合は、(　　)から計算する
②×と÷は、+と−よりも先に計算する
③左から計算する。ただし、①②が優先される(①→②の順に優先)

【ルールを無視して計算した場合】
×と÷を先に計算せず、計算式を左から順番に計算した場合は、まったく異なる答えとなります。

400×5は2000、150をたすと2150、それを3でわると716.66…

正しい答えを導くためには、四則演算のルールに従って正しい順序で計算する必要があります。

例題❶　5×(3−4)÷10

解き方

5×(3−4)÷10=5×(−1)÷10
=−5÷10
=−0.5

答　−0.5

例題❷　40−{3×(4+1)}×2

解き方

40−{3×(4+1)}×2=40−(3×5)×2
=40−15×2
=40−30
=10

答　10

解き方のPoint

例題❶

まず、四則演算のルールと照らし合わせてみましょう。
ルール①により、最初に(　)の中の計算をします。

ルール①

5 × (3 − 4) ÷ 10

ルール②より、×と÷は同じ優先度

$$5\times(3-4)\div10=5\times(-1)\div10$$

残りの計算はかけ算とわり算です。ルール②ではかけ算とわり算の優先度は指定されていませんので、この場合はルール③に従って左から順に計算します。

$$5\times(-1)\div10=-5\div10$$
$$=-0.5$$

よって、答えは−0.5です。

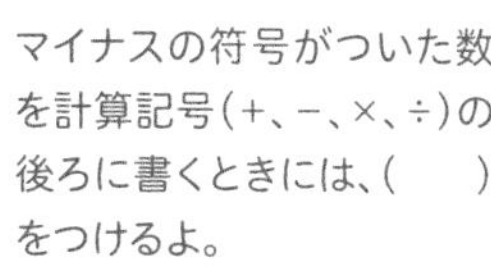
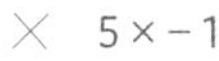
マイナスの符号がついた数を計算記号(+、−、×、÷)の後ろに書くときには、(　)をつけるよ。
× 5×−1
○ 5×(−1)

例題❷

この問題では{　}が登場しました。(　)が重なる場合、区別するために外側は{　}が使われます。これはルール①の「{　}の中に(　)がある場合」です。したがって次のような順番になります。

ルール①より、(　)の中を最初に計算する

40 − { 3 × (4 + 1) } × 2

ルール②より、×と÷は、+と−よりも先に計算する

$$40-\{3\times(4+1)\}\times2=40-(3\times5)\times2$$

次はルール②に従って計算しましょう。

$$40-(3\times5)\times2=40-15\times2$$
$$=40-30$$
$$=10$$

解く前にルールを確認して、計算する順番を整理しよう。

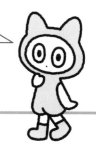

よって、答えは10です。

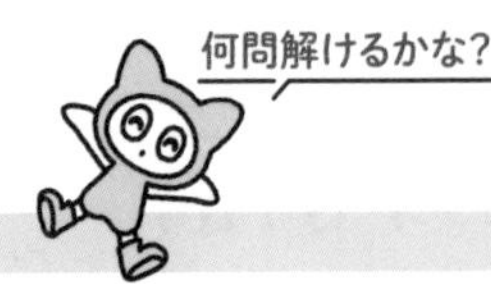

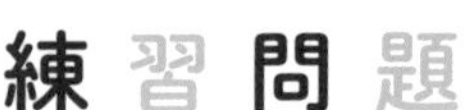

練習問題

問題1 次の計算をしましょう。

$5+8\times2$

Hint 計算の順序についてルールを確認してから取りかかりましょう。

Point （おさらい）四則演算のルール

①（　　）が出てくる場合は（　　）の中を先に計算する。{　　}の中に（　　）がある場合は、（　　）から計算する
②×と÷は、+と−よりも先に計算する
③左から計算する。ただし、①②の順に優先される

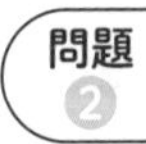

問題2 次の計算をしましょう。

$(2-6)\times(-3)+2$

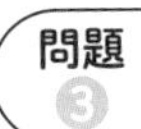

次の計算をしましょう。

$4+\{2\times(6-3\times8)\}$

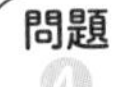

次の計算をしましょう。

$3-\{5\times(2+8\div4)\}$

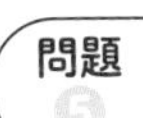

次の計算をしましょう。

$(7+3)\times(4-6\div3)$

答えは別冊p.2

CHAPTER 1 計算の基本がわかる

未知数xを求めよう

未知数xを求める方法

値のわからない数(未知数)をxとして式を組み立て(方程式)、xの値を求める方法に慣れると便利で早道です。

$6x+8=12+2x$

$6x-2x=12-8$

$4x=4$

$x=1$

未知数の項は左辺に、それ以外の項は右辺にまとめる。
反対側の辺に移すとき、符号が変わる。
両辺を整理すると、$4x=4$

【移項するときに符号が変わる理由】

$x+2=8$

$x+2-2=8-2$

$x=6$

左辺をxのみにするために、左辺から2をひく。
両辺を等しい関係にするために、右辺からも2をひく必要がある。

Point 未知数xの求め方

$3x=3$
左辺 右辺
両辺

未知数xの項は左辺に、
x以外の項は右辺にまとめる
他方の辺へ移すとき符号が変わる
＋ → －　－ → ＋
× → ÷　÷ → ×

一方の辺の項を、符号を変えて他方の辺に移すことを「移項」というよ。

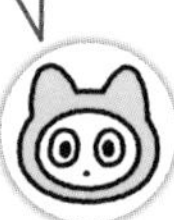

例題❶ xの値を求めましょう。
$7x-30=2x+10$

解き方

$7x-2x=10+30$

$5x=40$

$x=40÷5$

$x=8$

答 $x=8$

例題❷ 200円のおにぎりを1個と120円のお菓子をx個買ったときの合計金額が560円だったとき、お菓子は何個買ったのでしょうか。

解き方

$200+120x=560$

$120x=560-200$

$120x=360$

$x=360÷120$

$x=3$

答　3個

解き方のPoint

例題❶ まず、この式で動かしたい項は何か考えてみましょう。xの項は左辺に、それ以外の数の項は右辺にまとめるため、動かしたいのは左辺の「－30」と右辺の「2x」です。

$$7x-30=2x+10$$

$$7x-2x=10+30$$

左辺の－30を右辺に、右辺の2xを左辺に移す。このとき、符号が変わる。

$$5x=40$$

$$x=40\div5$$

$$x=8$$

移項するとき、符号を変えることを忘れないようにしよう！かけ算はわり算に変わるよ！

かけ算とわり算は、両辺に同じ数をかけたり、同じ数でわったりすると考えてもいいよ。

例題❷ 文章から方程式を立ててみましょう。200円のおにぎりを１個買ったときの金額は200(円)×１(個)で200円ですね。では、120円のお菓子をx個買ったときはどうでしょうか。120(円)×x(個)で120x円です。したがって、問題の文章を方程式で表すと、以下のようになります。

$$200+120x=560$$

(200円のおにぎり1個)＋(120円のお菓子x個)＝(合計560円)を表している方程式

この方程式を解いてxの値を求めます。

$$120x=560-200$$

$$120x=360$$

$$x=360\div120$$

$$x=3$$

よって、お菓子は3個です。

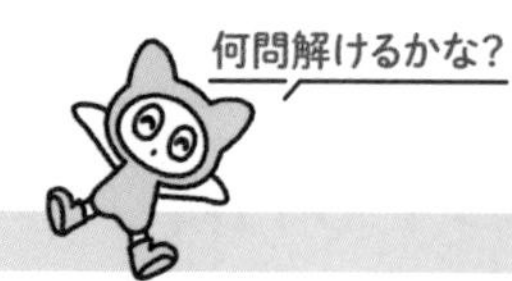

練習問題

問題 1

xの値を求めましょう。

$10x+5-2=19+2x$

移項する必要のある項はどれか考えてみましょう。

Point （おさらい）未知数xの求め方

未知数xの項は左辺に、
x以外の項は右辺にまとめる
他方の辺へ移すとき符号が変わる

問題 2

xの値を求めましょう。

$2x-30=6-2x$

問題 3

xの値を求めましょう。

$4+8-5x=7x-24$

問題4

1500円の本を1冊と200円のペンをx本購入したときの合計金額が2500円だったとき、ペンは何本購入したのでしょうか。

Hint 方程式で表してみましょう。

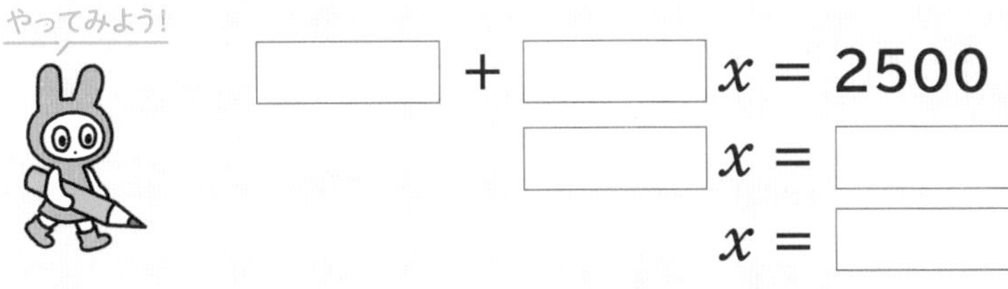

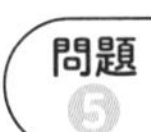

問題5

映画館で大人は2000円、子どもは1000円で映画を鑑賞できるとき、大人2人と子どもx人で合計7000円でした。子どもは何人いたでしょうか。

答えは別冊p.2

CHAPTER 1 計算の基本がわかる

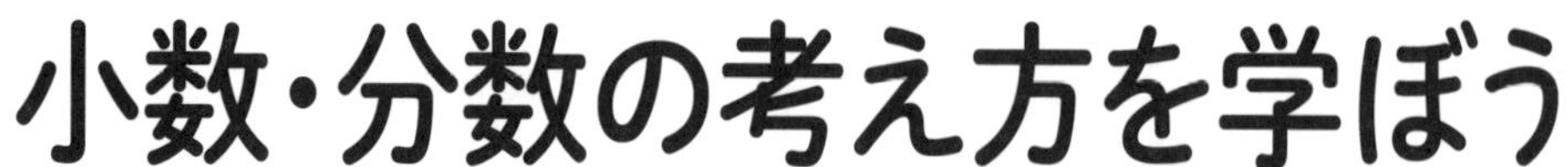

小数・分数の考え方を学ぼう

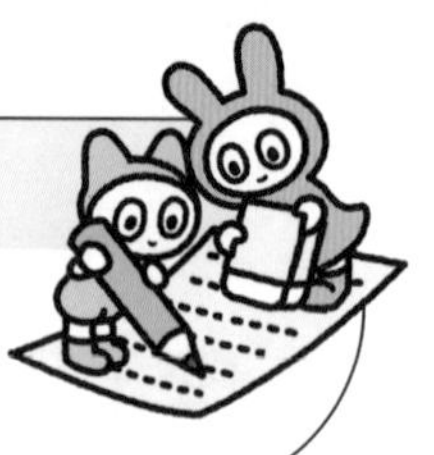

小数とは?

小数とは、1よりも小さい数を表す方法の一つです。下の3.892という数字を見てみましょう。小数点以下は、1よりも小さい数を表しています。

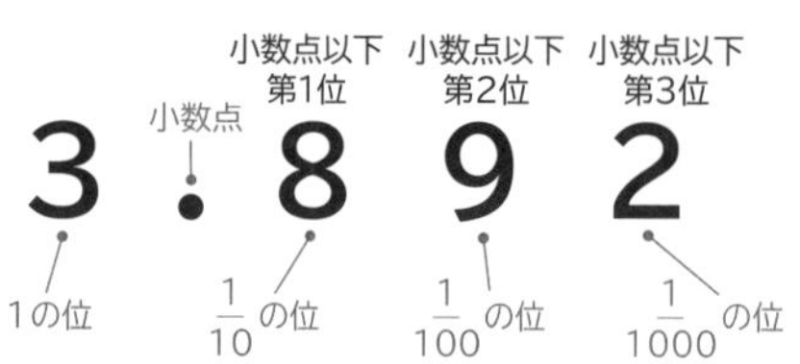

Point 小数のかけ算

たとえば「3.2 × 15」を計算する場合、3.2を10倍して整数のかけ算をする。すると積（かけ算で算出した答え）も10倍になるので、その積を10で割ると答えが求められる

$3.2 \times 15 = 48$
↓10倍　　↓10倍　　↑÷10
$32 \times 15 = 480$

分数とは?

$\frac{2}{5}$ のような数を**分数**といいます。**分母**は「**全体をその数で等分していること**」を意味し、**分子**は「**その分母のうちに占める数**」を意味しています。つまり $\frac{2}{5}$ とは「**5等分したうちの2つ分**」という意味になります。

$\frac{2}{5}$ （2：分子、5：分母）

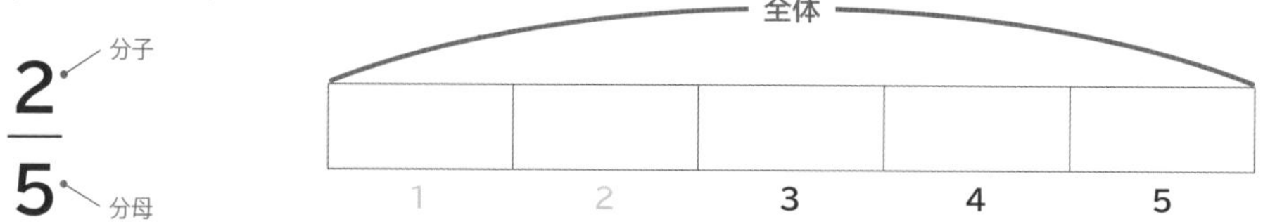

例題❶ 次の計算をしましょう。【A】4.7×13　【B】10.2÷0.24

解き方

【A】(4.7×10)×13＝611
611÷10＝61.1
【B】10.2÷0.24＝1020÷24
＝42.5

答　【A】61.1　【B】42.5

例題❷ 500mLの薬液を5時間で投与して輸液を行うとき、1時間当たりの投与量を計算しましょう。

解き方

$500 \times \frac{1}{5} = 100$

答　100mL

解き方のPoint

例題❶

【A】の小数のかけ算では「**小数を10倍して（整数にして）、答えを10で割る（小数に戻す）**」という方法でも計算できますが、慣れてきたら小数のまま、次のような方法で計算してみましょう。

```
  4.7         4.7         4.7
× 1 3   →   × 1 3   →   × 1 3
            1 4 1       1 4 1
            4 7         4 7
            6 1 1       6 1.1
```

小数点は関係なく、縦に右そろえで書く

整数と同様に計算する

かけられる数の小数点にそろえて、積の小数点を打つ

Point　小数どうしのかけ算の場合

※小数点を最後に打つ場所に注目

```
  3.2    小数点以下の1ケタ
× 1.5    小数点以下の1ケタ
1 6 0
3 2
4.8 0    小数点以下の2ケタ
```

かけられる数（1ケタ）とかける数（1ケタ）の小数点以下のケタ数をたした数（2ケタ）になるように、積の小数点を打つ

一方、【B】の小数どうしのわり算は、わる数を**整数にする方法**がわかりやすいです。

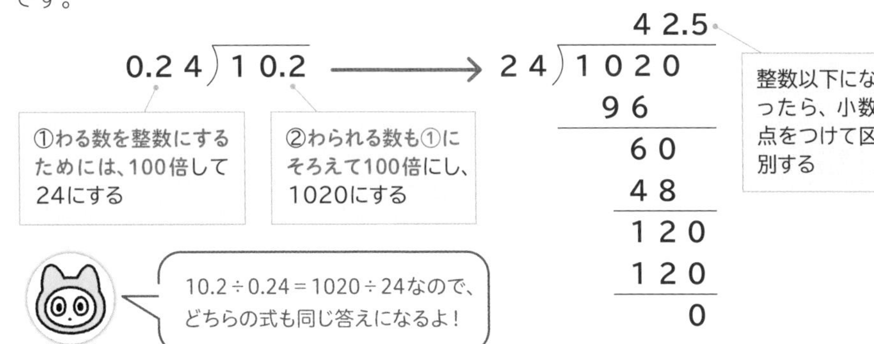

0.24) 10.2
24) 1020
42.5
96
60
48
120
120
0
①わる数を整数にするためには、100倍して24にする
②わられる数も①にそろえて100倍にし、1020にする
整数以下になったら、小数点をつけて区別する
10.2 ÷ 0.24 = 1020 ÷ 24なので、どちらの式も同じ答えになるよ！

よって、【A】は61.1、【B】は42.5です。

例題❷

5時間で投与するうちの1時間分というのは、薬液全体の $\frac{1時間分}{5時間分}$ の量に当たります。つまり、薬液量500mLの $\frac{1}{5}$ の量です。

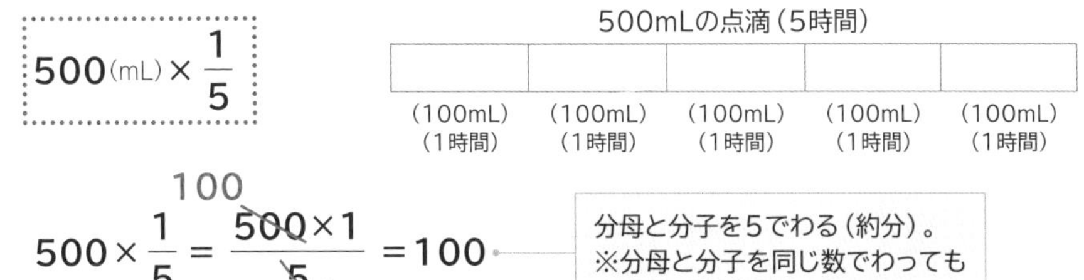

よって、1時間当たりの投与量は100mLです。

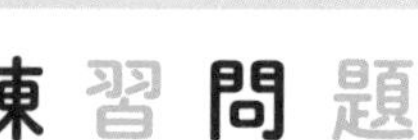

練習問題

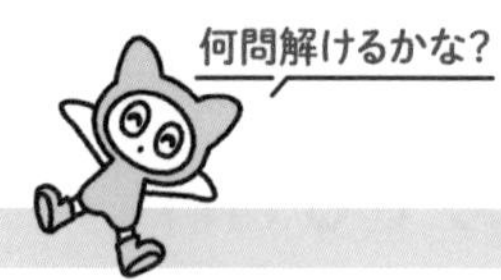

問題1

次の計算をしましょう。

2.5×0.8

問題2

次の計算をしましょう。

32÷1.6

問題3

次の計算をしましょう。

5.7÷1.25

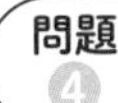

次の計算をしましょう。

$$\frac{5}{3}+\frac{2}{6}$$

問題 5

次の計算をしましょう。

$$\frac{9}{4}\times\frac{8}{5}$$

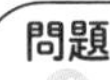

次の計算をしましょう。

$$\frac{7}{8}\div\frac{3}{4}$$

答えは別冊p.3

割合・比の考え方を学ぼう❶ 割合

割合とは?

割合は「**もとにする量**」を１としたとき、「**比べる量**」が**そのどれだけ**(何倍)**に当たるか**を表しています。
割合は「**4マス表**」か「**数直線図**」で整理すると考えやすくなります。

【4マス表】

0.5倍(×0.5)

かさ(量)	比べる量	もとにする量
割合	0.5	1

0.5倍(×0.5)

Point 割合を求める計算式

割合=比べる量÷もとにする量

【数直線図】
①同じ長さの数直線を2本引く
②上の数直線図には「かさ(量)」の比べる量、もとにする量、下の数直線図には「割合」の比べる量、もとにする量を記入する
③わかっている数を記入する

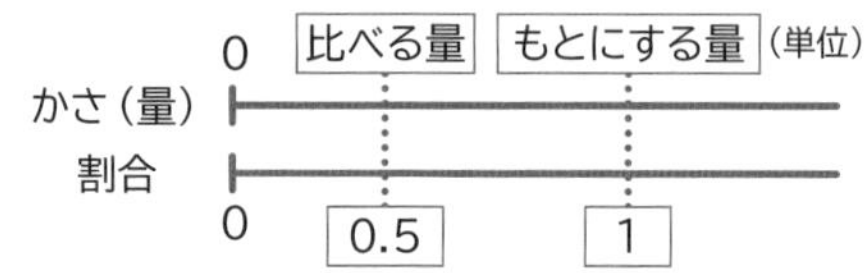

百分率とは?

百分率は「**もとにする量**」を100としたときに「**比べる量**」が**そのどれだけに当たるか**を表しています。**割合の「１」は百分率の「100%」**です。

Point 百分率を求める計算式

百分率(%)=比べる量÷もとにする量×100

百分率で表すときは「もとにする量」を100%とするため、割合の数値を100倍するよ。だから**0.01は1%**、**0.1は10%**になるんだ。

例題❶ A病院の就職試験がありました。募集人数30人に対して応募人数が27人でした。応募人数は募集人数の何倍ですか。

解き方

$$27 \div 30 = 0.9$$

答　0.9倍

例題❷ 応募人数が75人で、募集人数の150%のとき、募集人数は何人ですか。

解き方

$$150 = 75 \div x \times 100$$

$$150 = \frac{75 \times 100}{x}$$

$$150 \times x = 7500$$

$$x = 50$$

答　50人

解き方のPoint

例題❶

「数直線図」を作成して考えてみましょう。

求める値は「**応募人数**」の「**募集人数**」に対する割合(何倍になるか)なので、「もとにする量」には「**募集人数の30**」、「比べる量」には「**応募人数の27**」が入ります。求める値は「**比べる量**」の**割合**です。

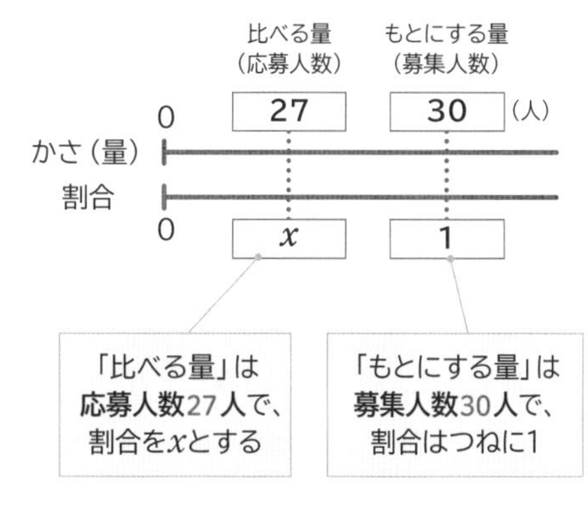

割合を求める計算式は

「**割合＝比べる量÷もとにする量**」

なので、ここでは

「x＝**27÷30**」になります。

27÷30＝0.9

Point

慣れるまでは「4マス表」や「数直線図」を作成してから計算しよう

よって、応募人数は募集人数の0.9倍です。

例題❷

例題②で求める値は「**もとにする量**」です。

例題①と同様に「**数直線図**」を作成してから、百分率を求める計算式「**百分率(%)＝比べる量÷もとにする量×100**」に当てはめると、次のようになります。

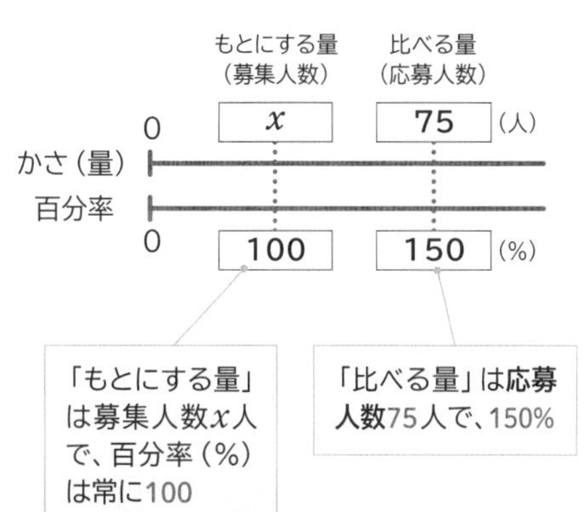

150(%)＝75(人)÷x(人)×100

$$150 = 75 \div x \times 100$$

$$150 = \frac{75 \times 100}{x}$$

$$150 \times x = 7500$$

$$x = 7500 \div 150$$

$$x = 50$$

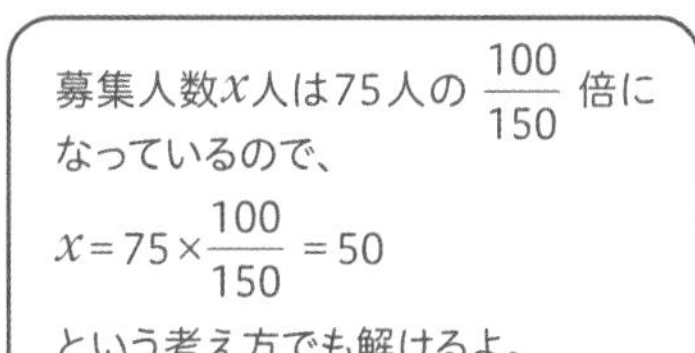

xを右辺から左辺に移項するとき、
わり算はかけ算、かけ算はわり算に変わる

よって、募集人数は50人です。

募集人数x人は75人の $\frac{100}{150}$ 倍になっているので、

$x = 75 \times \frac{100}{150} = 50$

という考え方でも解けるよ。

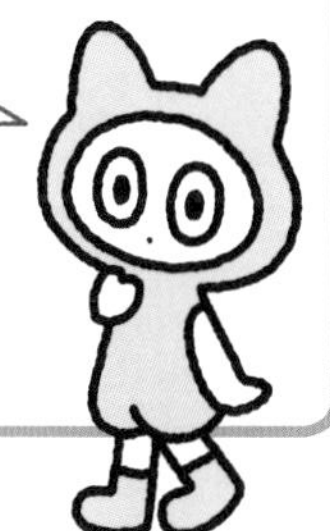

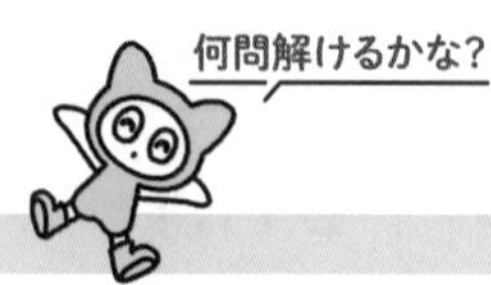

練習問題

問題1 ある学年の男子学生の割合は20%です。学年全体の人数が80人のとき、男子学生の人数を求めましょう。

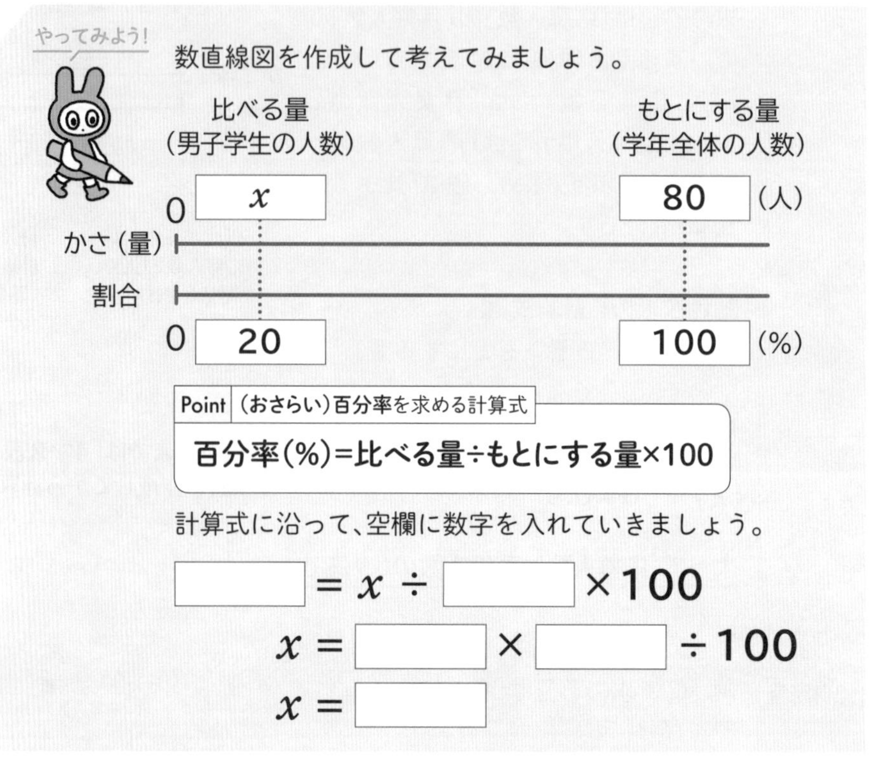

やってみよう！
数直線図を作成して考えてみましょう。
比べる量
（男子学生の人数）
もとにする量
（学年全体の人数）
0
x
80
（人）
かさ（量）
割合
0
20
100
（%）
Point （おさらい）百分率を求める計算式
百分率（%）＝比べる量÷もとにする量×100
計算式に沿って、空欄に数字を入れていきましょう。
□ ＝ x ÷ □ ×100
x ＝ □ × □ ÷100
x ＝ □

問題2 ある商品の原価は800円で、販売価格は1200円です。利益率は何%でしょうか。ただし、小数点以下の数値が得られた場合には、小数点以下第1位を四捨五入すること。

Hint 利益率とは「販売価格に対する利益の割合」のことです。この場合、もとにする量は販売価格の1200円で、比べる量は利益（販売価格から原価を引いた400円）です。

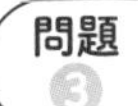

問題3 入院患者300人のうち、インフルエンザに罹患している患者が12人であったときのインフルエンザ患者の割合(%)を求めましょう。

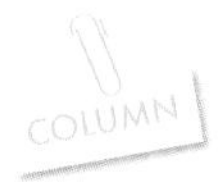

心胸郭比 (cardio thoracic ratio；CTR)

心胸郭比とは、胸部X線画像で「胸郭の幅(右図c)に対する心臓の幅(右図a+b)の比率をいいます。心不全などでは心拡大を伴いますが、この数値で心拡大の程度を簡単に知ることができます。

$$心胸郭比(\%) = \frac{a+b}{c} \times 100$$

心胸郭比の基準値は50%未満。
50%以上の場合は「心拡大」と判定されるよ。

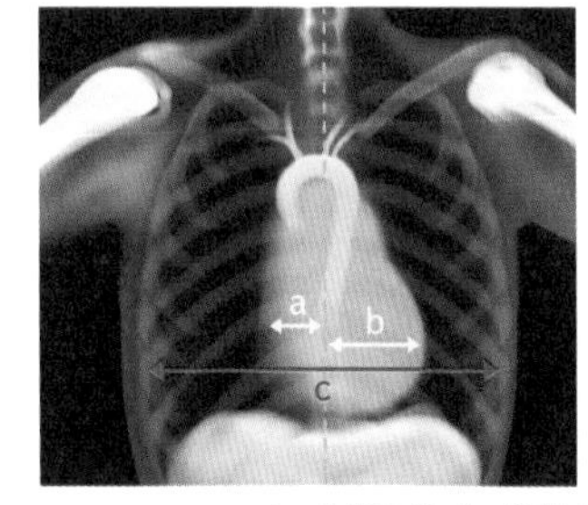

a+b=心臓の幅／c=胸郭の幅

$$心胸郭比 = \frac{a+b}{c} \times 100(\%)$$ 正常：50%未満

答えは別冊p.3

割合・比の考え方を学ぼう❷ 比

比とは?

比とは**2つ以上の数量の割合を表すもの**で、2つの数の場合は「**a：b**」のように表され、「**a 対 b**」と読みます。また、a：bを「**a と b の比**」ともいいます。

Point

a：b の両方の数に同じ数をかけても、同じ数で割っても、比は等しくなる
この性質を利用し、なるべく小さな整数の比で表す

たとえば1人分のドレッシングを酢30mL、サラダ油50mLで作るとします。このとき、酢とサラダ油の割合を比で表すと「**30:50**」となり、簡単にすると「**3：5**」になります。

酢とサラダ油の量と比を4マス表で表して整理すると、下に示すような関係になっていることがわかります。

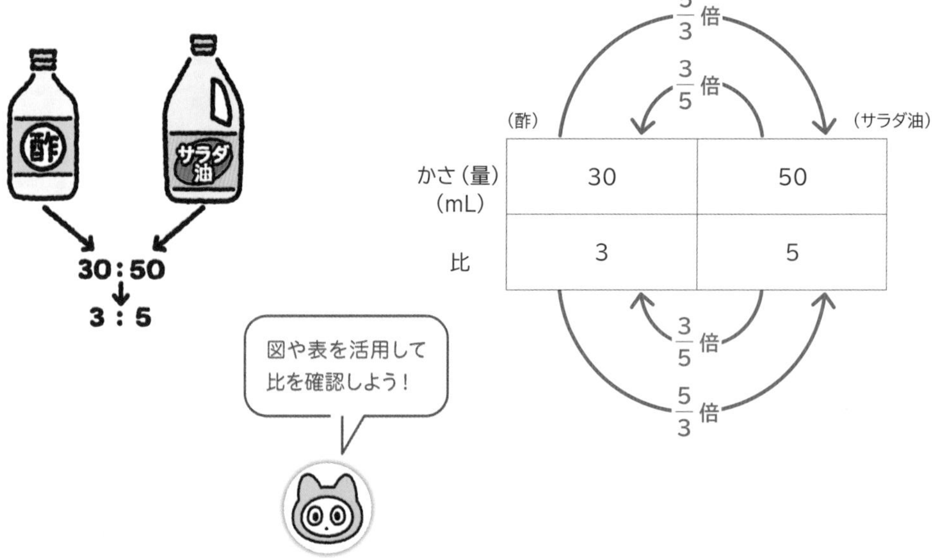

例題 1人分のドレッシングを、酢30mLに対しサラダ油50mLの割合でつくります。このドレッシングを8人分作るとき、酢とサラダ油はそれぞれ何mL必要ですか。

解き方

30×8＝240

50×8＝400

答　酢240mL、サラダ油400mL

解き方のPoint

8人分のドレッシングの量が、
1人分の量の**何倍**になるかを考えます。

8（人分）÷1（人分）＝8（倍）

つまり、**1人分の量の8倍**になります。

ドレッシングに必要な**酢とサラダ油の量の比は同じ**なので、必要な酢の量とサラダ油の量は次の計算で求められます。

酢	30×8＝240
サラダ油	50×8＝400

よって、酢は240mL、サラダ油は400mL必要です。

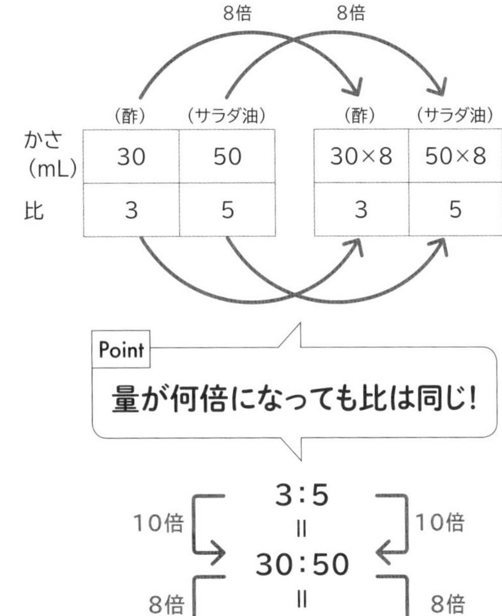

では、このドレッシングを1280mLつくるとき、酢とサラダ油は**それぞれ何mL必要**でしょうか？
「**酢3**」に対し「**サラダ油5**」の割合で作られたドレッシングの全体の割合は「3＋5」で「8」になります。下の図でその関係性を確認してみましょう。

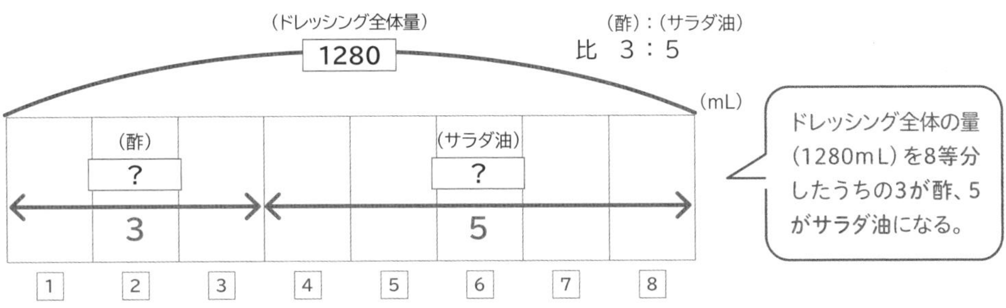

よって、1280÷8＝160

酢	160×3＝480
サラダ油	160×5＝800

酢は480mL、サラダ油は800mL必要です。

片方の答えがわかったら、その答えを1280からひいてもう片方の答えを出す方法もあるよ。

酢　160×3＝480
サラダ油　1280－480＝800

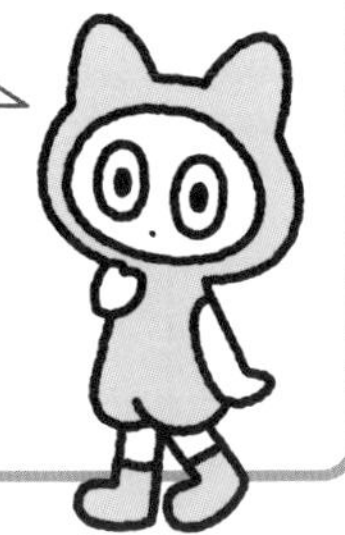

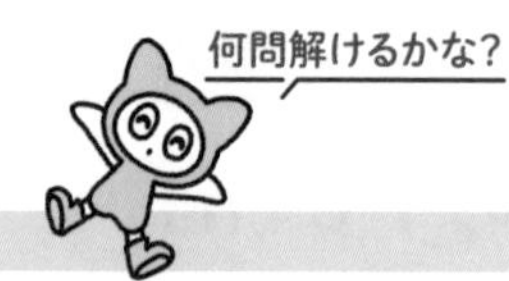

練習問題

Aさんと Bさんがジョギングをしています。5kmを走るのにAさんは25分、Bさんは35分かかる場合、20kmを走り終わるのにそれぞれ何分かかりますか。

20kmは５kmの何倍に当たるか考えよう。

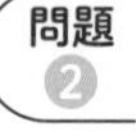

あるギフトボックスにはチョコレートが６個、クッキーが３個入っています。このギフトボックスが７箱あるとき、チョコレートとクッキーはそれぞれ何個ずつになるでしょうか。

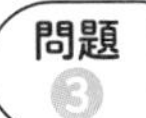

問題3 ある学年の男女の比率が1：3でした。男子が30人のときの女子の人数を求めましょう。

問題4 あるカフェオレのコーヒーと牛乳の割合は7：3です。このカフェオレが400mLあるとき、コーヒーは何mL含まれているでしょうか。

答えは別冊p.4

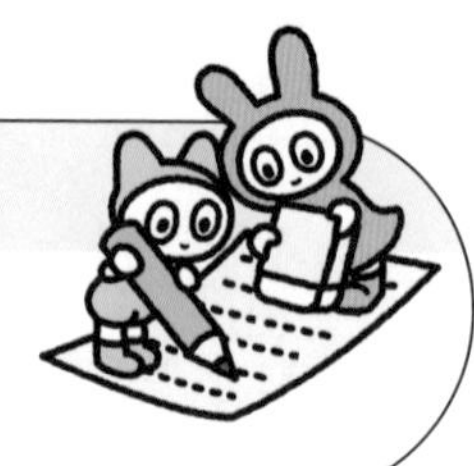

応用 分娩予定日の計算

分娩予定日を求めてみよう

たし算とひき算だけで解ける国試過去問題があります。母性看護学で登場する「分娩予定日」の計算がそれに当たります。分娩予定日を求めるには、最終月経の初日をもとにして以下の計算をします。

Point 分娩予定日の計算方法

最終月経の初日が x 月 y 日だった場合、月は $(x+9)$ もしくは $(x-3)$、日は $(y+7)$ で分娩予定日を求めることができる

【分娩予定日の計算方法】

最終月経の初日が3月8日の場合は、
月）3+9=12
日）8+7=15　よって12月15日
最終月経の初日が5月15日の場合は、
月）5−3=2
日）15+7=22　よって2月22日

たとえば、**最終月経の初日が3月8日の場合**、月は**3に9をたすと12**、日は**8に7をたすと15**になるので、分娩予定日は**12月15日**となります。

最終月経の初日が5月15日の場合、月は5に9をたすと14となってしまいます。月の数が12を超えてしまうときは最終月経の月の数から3をひきます。月は**5から3をひくと2**、日は**15に7をたすと22**になるので、分娩予定日は**2月22日**となります。

月の数が12を超えてしまう場合は、その数から12をひくことでも求められるよ。たとえば…

5+9=14
14−12=2

同じく2月となるね。

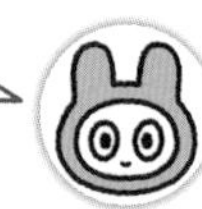

例題❶ 最終月経初日が6月30日の場合の分娩予定日を求めましょう。

解き方

6−3=3
30+7=37
3月の末日は31日であるため、
37−31=6

答　4月6日

例題❷ 前回の月経が8月3日（火）から8日（日）までで、次の月経が遅れているため10月20日に受診したところ妊娠していることがわかりました。妊娠週数および日数を求めましょう。

解き方

8月3日を妊娠0週0日とすると、10月19日が妊娠11週0日となる。よって、10月20日は妊娠11週1日となる。

答　11週1日

解き方のPoint

例題❶

最終月経初日が6月30日であることから、分娩予定日は次のように求められます。

①まず最終月経のあった月に9をたすか3をひきます。

6 +9 =15 ― 月の数が12を超えてしまった場合は3をひく

6 −3 =3

②最終月経初日の日にちに7をたします。

30 +7 =37 ― 1か月の日数を超えてしまった場合は次の月となる

37−31=6

月は①で3月となっていたため、この場合は次の月の4月となります。
3月は31日まであるため31をひきます。

よって、答えは4月6日です。

例題❷

この場合の最終月経日（妊娠0週0日）は8月3日で、ここから起算します。

→8月3日から10月20日までは

28＋30＋20＝78

78日を7で割って週数を求めます。

78÷7＝11余り1

妊娠11週0日＋1日となりますので、妊娠11週1日です。

よって、答えは11週1日です。

8～10月のカレンダー

月	火	水	木	金	土	日
1	2	3	4	5	6	7
8	9	10	11	12	13	14
15	16	17	18	19	20	21
22	23	24	25	26	27	28
29	30	31	1	2	3	4
5	6	7	8	9	10	11
12	13	14	15	16	17	18
19	20	21	22	23	24	25
26	27	28	29	30	1	2
3	4	5	6	7	8	9
10	11	12	13	14	15	16
17	18	19	20	21	22	23
24	25	26	27	28	29	30
31						

8月　9月　10月

週数を数えてから、余りで日数を考えると計算しやすいよ。

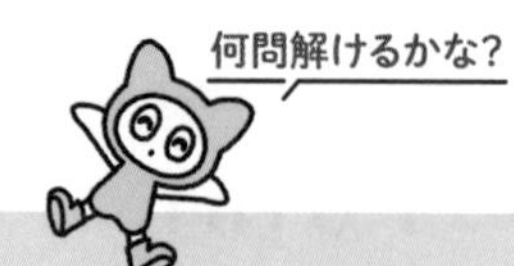

練習問題

問題 1 最終月経初日が10月12日の場合の分娩予定日を求めましょう。

やってみよう!

月を求めるには　10（　）□ ＝ □

日を求めるには　12+7 ＝ □

答えは □ 月 □ 日

問題 2 最終月経初日が1月25日の場合の分娩予定日を求めましょう。

前回の月経が3月12日から17日までで、次の月経が遅れているため6月25日に受診したところ妊娠していることがわかりました。妊娠週数および日数を求めましょう。

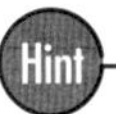

まず最終月経初日から、6月25日までの日数を数えましょう。

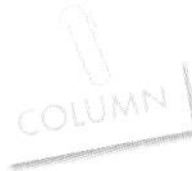

生理的体重減少

新生児は一般に、出生後数日のあいだに一時的に体重が減少し、10日前後で元の体重に戻ります。これは組織液の消失や胎便の排泄のほうが哺乳量よりも多いために起こる現象と考えられ、「生理的体重減少」とよばれます。減少率は出生時体重の5～10%未満であり、10%を超えないとされています。

体重減少率(%)=(出生時体重−現在の体重)÷出生時体重×100

出生時の体重を100%としたとき、現在の体重が何%減少したかを計算し、正常範囲であるかを判断するよ。この場合の「もとにする量」は出生時体重で、「比べる量」は出生時体重と現在の体重との差だね。

答えは別冊p.4

まとめテスト

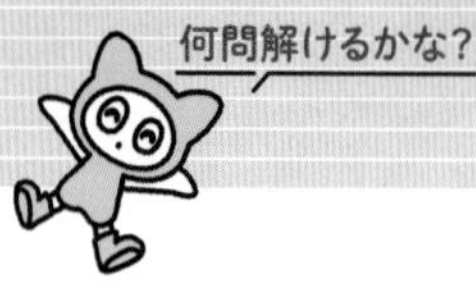

問題 1

次の計算をしましょう。

●$30 \div \{(7-2) \times 3\}+1$

●$5 \times \{(5-3)+2\} \div 2$

●12.1×3.5

●$\frac{5}{3} \times \frac{9}{2}$

問題 2

150円のりんごを4個と80円のみかんをx個購入したときの合計金額が1000円だったとき、みかんを何個購入したでしょうか。

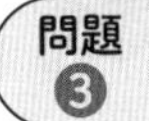
問題3

定員100人の募集に対して280人が応募したとき、募集人数に対する応募人数の割合(%)を求めましょう。

問題4

前回の月経が10月20日から25日までで、次の月経が遅れているため1月13日に受診したところ妊娠していることがわかった。妊娠週数および日数を求めましょう。

答えは別冊p.5

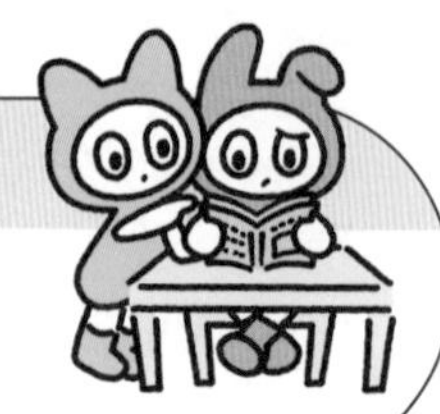

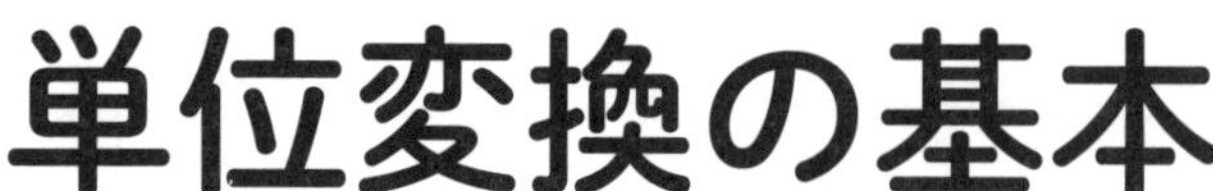

単位変換の基本

単位とは?

単位とは、**ものの量を測るための基準となる量**をいいます。たとえば、重さについては「g(グラム)」、長さについては「m(メートル)」という単位を用いて、その量を表します。ほかに、「L(リットル)」(体積)、「cal(カロリー)」(熱量)、「Pa(パスカル)」(圧力)、「秒」(時間)などの単位が用いられます。

単位を使って表すことで、ものの量をわかりやすくほかの人に伝えたり、話している相手と同じ量をイメージしたりすることができるよ。

接頭語と単位

単位に関係して、大きな量や小さな量を簡潔に表すために用いられるのが「**接頭語**」です。長さを表す「m(メートル)」は単位ですが、「m(ミリ)、c(センチ)、k(キロ)」などは**接頭語**です。桁数が多くなると読み間違いが起こりやすくなりますので、接頭語を用いて少ない桁数で表します。これを**単位変換**といいます。

表_主な接頭語

接頭語(読み)	基準からみた倍率		
T(テラ)	10^{12}	1000000000000	1兆倍
G(ギガ)	10^{9}	1000000000	10億倍
M(メガ)	10^{6}	1000000	100万倍
k(キロ)	10^{3}	1000	1000倍
h(ヘクト)	10^{2}	100	100倍
da(デカ)	10^{1}	10	10倍
基準		1	1倍
d(デシ)	10^{-1}	1/10	10分の1倍
c(センチ)	10^{-2}	1/100	100分の1倍
m(ミリ)	10^{-3}	1/1000	1000分の1倍
μ(マイクロ)	10^{-6}	1/1000000	100万分の1倍
n(ナノ)	10^{-9}	1/1000000000	10億分の1倍
p(ピコ)	10^{-12}	1/1000000000000	1兆分の1倍

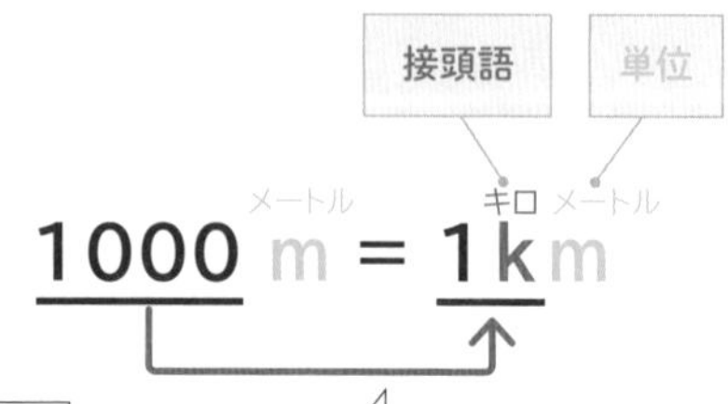

Point

「k」は「1000倍」を意味する接頭語です。「m」を「km」に変換するならば、数値は「$\frac{1}{1000}$倍」にする必要がある

看護の現場では、数値を間違えると医療事故につながるから、単位変換を確実にできるようにしておこう!

例題　1Lの容器に入ったお茶があります。「dL」と「mL」に変換すると、それぞれ何dLと何mLになりますか。

解き方

dL　1×10=10

mL　1×1000=1000

答　10dL、1000mL

解き方のPoint

「d（デシ）」は**10分の1**を意味する接頭語です。

単位を$\frac{1}{10}$にする場合、同じ量を表すためには数値を**10倍**にする必要があります。

dLに変換する場合：1×10＝10

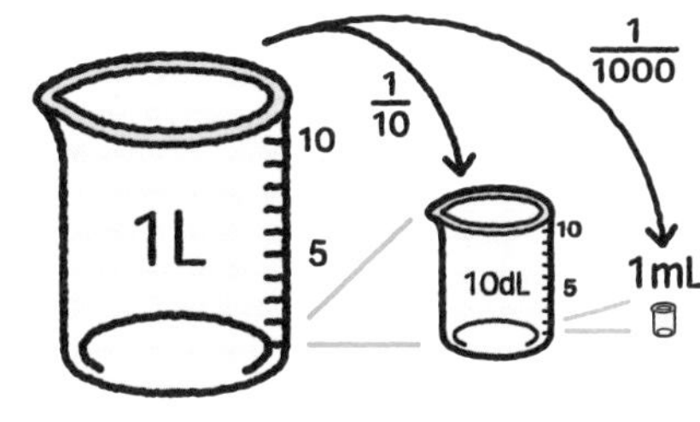

一方、「m（ミリ）」は**1000分の1**を意味する接頭語です。単位を$\frac{1}{1000}$にする場合、同じ量を表すためには数値を**1000倍**にする必要があります。

mLに変換する場合：1×1000＝1000

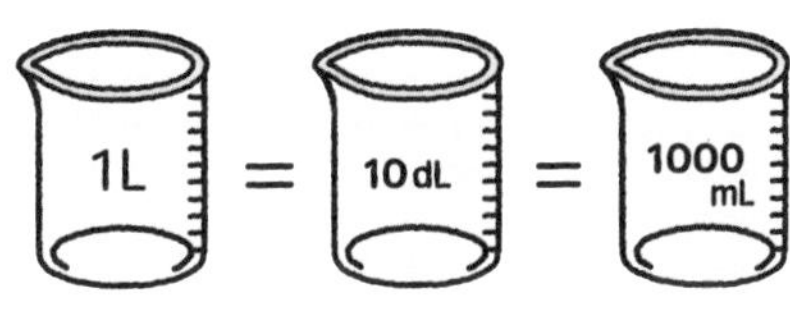

1L＝10dL＝1000mL

よって、1Lは10dL、1000mLです。

表_単位変換早見表

	キロ	ヘクト	デカ	基準	デシ	センチ	ミリ
	1000倍	100倍	10倍	1	$\frac{1}{10}$倍	$\frac{1}{100}$倍	$\frac{1}{1000}$倍
長さ	km	—	—	m メートル	—	cm	mm
	0.001km			1m		100cm	1000mm
重さ	kg	—	—	g グラム	—	—	mg
	0.001kg			1g			1000mg
体積	kL	—	—	L リットル	dL	—	mL
	0.001kL			1L	10dL		1000mL

※空欄部分は一般的には使用されない単位

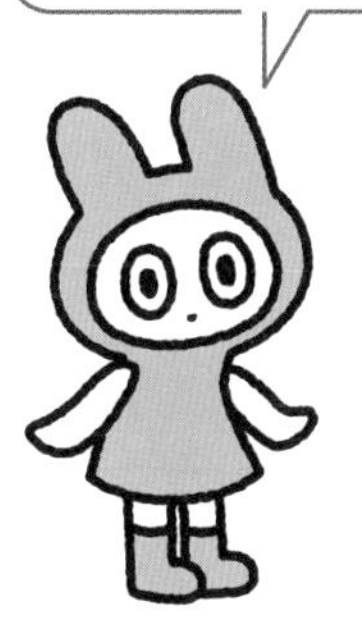

「センチ」や「デシ」は一部の単位でしか用いられないね。

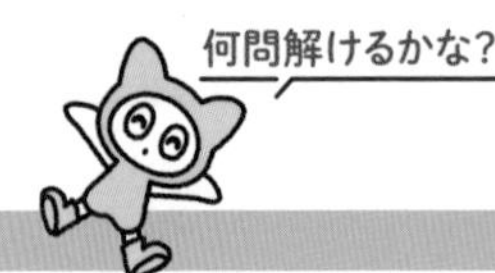

練習問題

次の数値を(　)の単位に変換しましょう。

●2cm(m)　●7g(μg)　●6kg(mg)

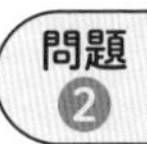

次の数値を(　)の単位に変換しましょう。

●4L(dL)　●1時間(秒)　●7200秒(時間)

次の数値を(　)の単位に変換しましょう。

●4kcal(cal)　　●300cal(kcal)

次の数値を(　)の単位に変換しましょう。

●14.7MPa(kPa)　　●3hPa(kPa)

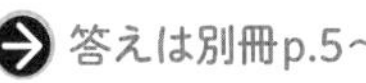
答えは別冊p.5〜6

看護でよく使われる単位

看護でよく使われる単位は?

看護でよく使われる単位には、表1に示すように重さ(g:グラム)のほかに、長さ(m:メートル)、体積(L:リットル)、熱量(cal:カロリー)、圧力(Pa:パスカル)、時間(s:秒)などがあります。

表1_看護でよく使われる単位

重さ	g
長さ	m
体積	L
熱量	cal
圧力	Pa、mmHg
時間	秒、分、時間、日

「単位当たりの量」とは?

看護の場では、「一定の時間当たり」「面積当たり」「体積当たり」というような「単位当たりの量」で表すことがよくあります。その場合は「/」の記号を使うことがあります。

表2_単位当たりの量

項目	表現	読み方	意味
輸液 尿量 出血量	mL/時	ミリリットル毎時	1時間当たりの体積
輸液	滴/分	滴毎分	1分間当たりの滴下数
心拍数 脈拍 呼吸数	回/分	回毎分	1分間当たりの回数
基礎代謝量	kcal/日	キロカロリー毎日	1日に最低限必要とされるエネルギー量
水分喪失量	mL/kg/時	ミリリットル毎キログラム毎時	1時間当たり、体重1kg当たりの水分喪失量

例題❶ 心不全患者の治療が開始されました。最終排尿後から蓄尿を行い、6時間後に排尿を促したときまでの尿量は、1500mLでした。この患者の1時間当たりの尿量を求めましょう。

解き方 1500÷6＝250

答 250mL

例題❷ 酸素ボンベの使用開始時の圧力計の表示は12MPaであり、3.5時間使用後には、圧力計の表示は5Mpaでした。1時間当たり、どれだけの圧力が低下したか、計算しましょう。

解き方 (12−5)÷3.5=2

答 2MPa

解き方のPoint

例題❶ 蓄尿はちょうど6時間行われ、尿量は1500mLであったことから、1時間当たりの尿量は1500mLを6でわった数字になります。

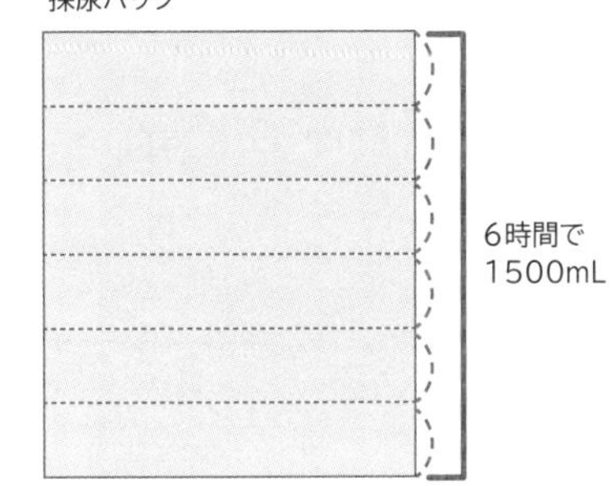

1500(mL) ÷ **6**(時間) = **250**(mL/時)

よって、答えは250 mLです。

例題❷ 酸素ボンベ使用開始時の圧力計の表示は12MPaであり、使用後には5MPaであったことから、その差が使用によって低下した圧力ということになります。

12 − 5 = 7

これは3.5時間使用したときに低下した数値であるため、1時間に低下したのはどれだけかを求めるには次の計算をします。

7 ÷ 3.5 = 2

よって、答えは2MPaです。

Pa(パスカル)は圧力の単位で、酸素ボンベの圧力の表示にはMPa(メガパスカル)が使われているよ(p.86参照)。M(メガ)は10^6(10の百万倍)の意味だったね。

$10^2 = 100$
$10^3 = 1000$
$10^4 = 10000$
$10^5 = 100000$
$10^6 = 1000000$ (百万)

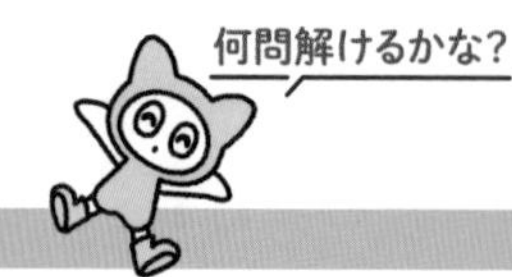

練習問題

問題1 750mLの輸液を5時間で投与する指示があったとき、1時間当たりの輸液量を計算しましょう。

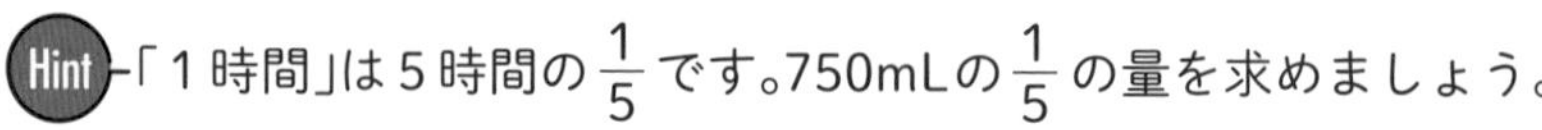

Hint 「1時間」は5時間の$\frac{1}{5}$です。750mLの$\frac{1}{5}$の量を求めましょう。

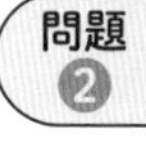

問題2 1200mLの輸液を6時間で投与する指示があったとき、1時間当たりの輸液量を計算しましょう。

１日で輸液を2000mL投与する指示があったとき、１分間当たりの輸液量を計算しましょう。ただし、小数点以下の数値が得られた場合には、小数点以下第１位を四捨五入すること。

１日は24時間、１時間は60分です。まず、１日は何分であるか求めましょう。

１日で輸液を1200mL投与する指示があったとき、１分間当たりの輸液量を計算しましょう。ただし、小数点以下の数値が得られた場合には、小数点以下第１位を四捨五入すること。

答えは別冊p.6

まとめテスト

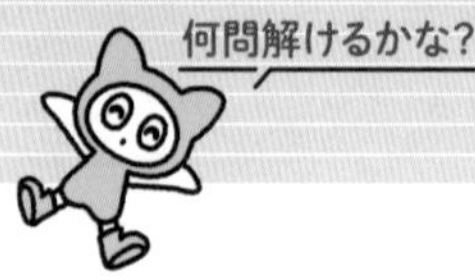

次の数値を(　)の単位に変換しましょう。

●3m(mm)　●16g(μg)　●67mg(kg)

次の数値を(　)の単位に変換しましょう。

●30Pa(hPa)　●500dL(L)

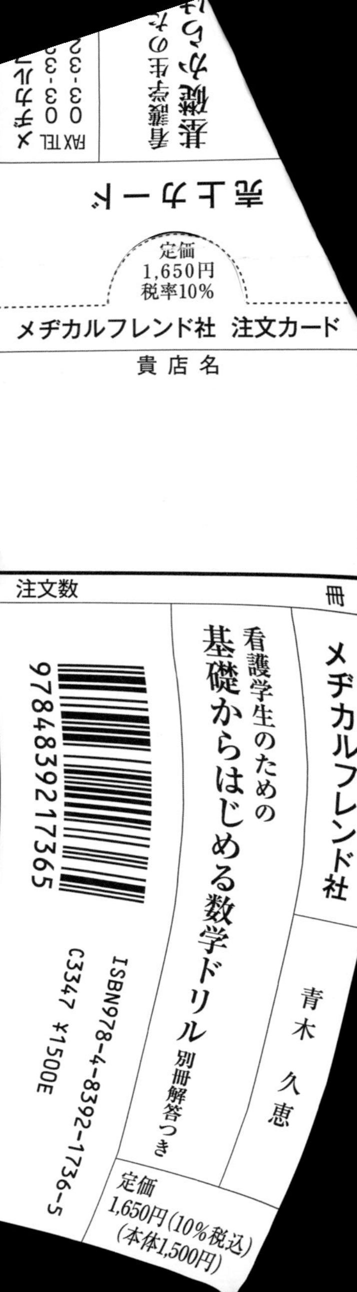

定価
1,650円
税率10%
メヂカルフレンド社 注文カード
貴店名
注文数
冊
メヂカルフレンド社
看護学生のための
基礎からはじめる数学ドリル 別冊解答つき
青木 久恵
9784839217365
ISBN978-4-8392-1736-5
C3347 ¥1500E
定価
1,650円(10%税込)
(本体1,500円)
売上カード
看護学生のた
基礎から
メヂカル
TEL 03-3
FAX 03-3

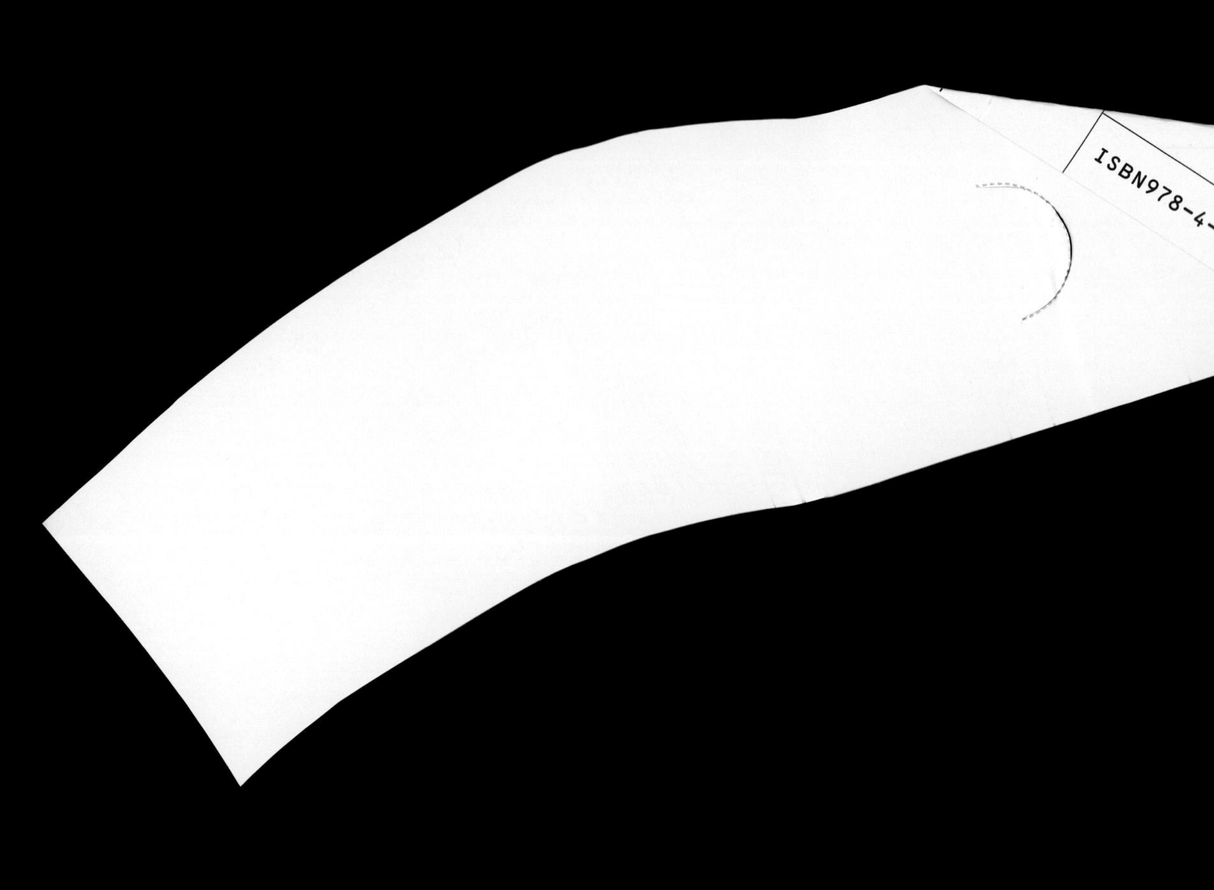

問題 3

1600mLの輸液を6時間で投与する指示があったとき、1時間当たりの輸液量を計算しましょう。ただし、小数点以下の数値が得られた場合には、小数点以下第1位を四捨五入すること。

問題 4

1日で輸液を1750mL投与する指示があったとき、1分間当たりの輸液量を計算しましょう。ただし、小数点以下の数値が得られた場合には、小数点以下第1位を四捨五入すること。

答えは別冊p.7

BMI（体格指数）、肥満度（%）

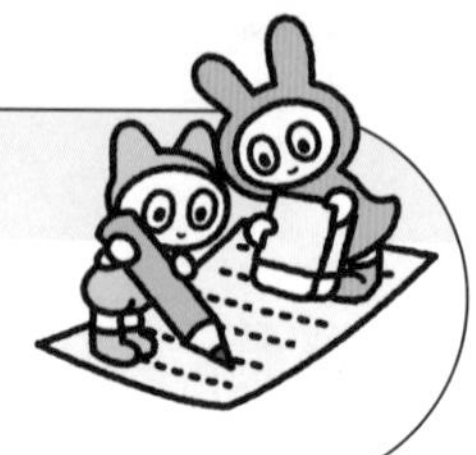

BMIとは?

BMI（ビーエムアイ）は「Body Mass Index」の略で、**体格指数**ともよばれます。体重と身長から算出される指数で、肥満や低体重の判定などに用いられます。計算式は世界共通ですが、国によって肥満の判定基準は異なります。体重はkg、身長はmで計算し、BMI22を標準体重とします。

BMIは成人の体格の評価に用いいるよ。乳幼児はカウプ指数、小中学生はローレル指数を用いて判定するよ。

Point　BMIを求める式

BMI＝体重（kg）÷身長（m）^{2}　または　BMI＝体重（kg）÷身長（m）÷身長（m）

肥満度（%）とは?

肥満度（%）は**実測体重**と**標準体重**との差が**標準体重の何パーセントに当たるか**を示した数値です。

日本小児内分泌学会は、幼児では「**肥満度15%以上は太りぎみ、20%以上はやや太りすぎ、30%以上は太りすぎ**」とし、学童では「**肥満度20%以上を軽度肥満、30%以上を中等度肥満、50%以上を高度肥満**」としているよ。

Point　肥満度（%）を求める式

肥満度（%）＝〔体重（kg）−標準体重（kg）〕÷標準体重（kg）×100

例題❶　身長160cm、体重70kgの成人の体格指数（BMI）を求めましょう。ただし、小数点以下の数値が得られた場合には、小数点以下第1位を四捨五入すること。

解き方

$$\mathrm{BMI} = 70 \div 1.6^2$$
$$= 70 \div 2.56 = 27.3\cdots \fallingdotseq 27$$

答　27

例題❷　Aさん（11歳）は、身長145cm、体重50kgです。身長145cmの11歳男児の標準体重を38kgとした場合、Aさんの肥満度を求めましょう。ただし、小数点以下の数値が得られた場合には、小数点以下第1位を四捨五入すること。

解き方

$$\text{肥満度（\%）} = (50 - 38) \div 38 \times 100$$
$$= 12 \div 38 \times 100$$
$$= \frac{12 \times 100}{38}$$
$$= 600 \div 19 = 31.5\cdots \fallingdotseq 32$$

答　32%

解き方のPoint

例題❶ BMIを求める式は

体重(kg)**÷身長**(m)^2

まず身長160cmを式に当てはめるために**mに変換**しましょう。

体重 70kg

身長 160cm ＝ 1.6m

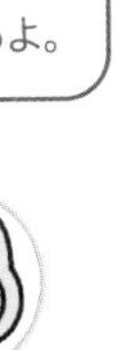

Point

100cm=1m なので 160cm=1.6m

したがって

BMI＝70(kg)**÷1.6**(m)^2**＝27.3…**

小数第１位は「3」なので四捨五入して27

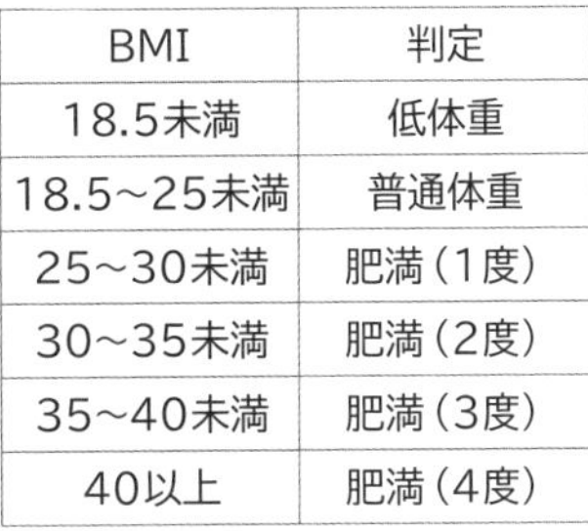

BMI	判定
18.5未満	低体重
18.5～25未満	普通体重
25～30未満	肥満（1度）
30～35未満	肥満（2度）
35～40未満	肥満（3度）
40以上	肥満（4度）

よって、この成人のBMIは27です。

Point 四捨五入とは?

およその数（概数）を求めるときに用いられる方法で、求める位の1つ下の位の数で判断する。その数が4以下（0～4）ならば切り捨て、5以上（5～9）ならば切り上げる。

例題❷ 肥満度を求める式は

〔体重(kg)**－標準体重**(kg)**〕÷標準体重**(kg)**×100**

Aさんの体重は50kg、標準体重は38kgなのでこれを式に当てはめます。

肥満度(%)**＝〔50**(kg)**－38**(kg)**〕÷38**(kg)**×100**

したがって　**肥満度**(%)**＝(50－38)÷38×100**

＝12÷38×100

$= \frac{\overset{6}{\cancel{12}} \times 100}{\underset{19}{\cancel{38}}}$

＝600÷19＝31.5…

小数第１位は「5」なので四捨五入して32

四則演算のルール
計算は、( ) があるときは ( ) の中を先に計算し、×、÷は+、−より先に計算する。そして、式の左から計算する（p.6参照）。

分母と分子を2でわる
分数の分母と分子を同じ数でわって簡単な形にすることを約分という。

よって、Aさんの肥満度は32%です。

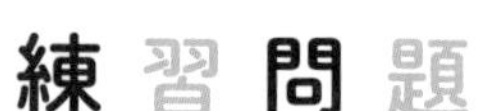

練習問題

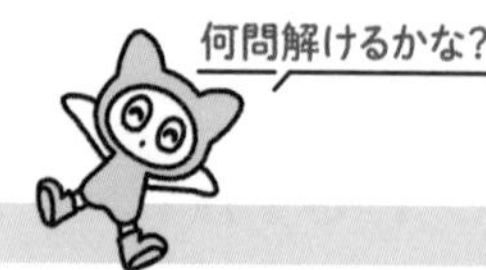

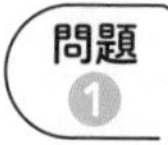

身長180cm、体重70kgの成人のBMI（体格指数）を求めましょう。ただし、小数点以下の数値が得られた場合には、小数点以下第１位を四捨五入すること。

BMI＝体重（kg）÷身長（m）^{2}

身長150cm、体重45kgの成人のBMI（体格指数）を求めましょう。ただし、小数点以下の数値が得られた場合には、小数点以下第１位を四捨五入すること。

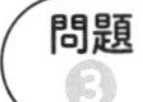

問題3 B君（9歳、男児）は体重36kgです。標準体重を30kgとした場合の肥満度を求めましょう。ただし、小数点以下の数値が得られた場合には、小数点以下第1位を四捨五入すること。

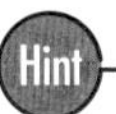

肥満度（%）=〔体重（kg）－標準体重（kg）〕÷標準体重（kg）×100

子どもの発育状態の評価（カウプ指数、ローレル指数）

乳幼児の発育状態の評価には「カウプ指数」、小中学生の発育状態の評価には「ローレル指数」が用いられます。

【カウプ指数】

算出方法

体重(g)÷〔身長(cm)×身長(cm)〕×10

評価

14以下	やせぎみ
15～17	普通
18以上	ふとりぎみ

【ローレル指数】

算出方法

体重(kg)÷身長(m)^3×10

評価

100未満	やせすぎ
100～115未満	やせている
115～145未満	普通
145～160未満	ふとっている
160以上	ふとりすぎ

カウプ指数は成人で使用するBMIと同じ計算法だけど、単位と判定基準が違っているので注意しよう！

答えは別冊p.8

摂取エネルギー

摂取エネルギーとは?

食事から十分に栄養を摂取できない患者さんに対しては、ブドウ糖などの輸液によって栄養を補うことがあります。この場合、患者さんの摂取エネルギーは、**食物から得られるエネルギー**と**輸液から得られるエネルギー**の合計となります。

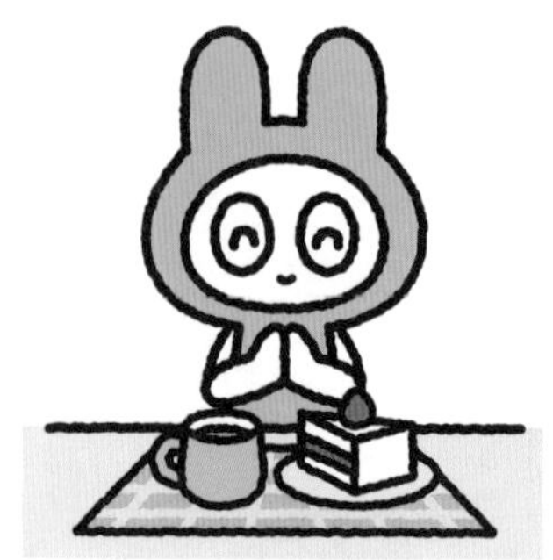

Point 摂取エネルギー(kcal)を求める式

摂取エネルギー(kcal)
= 輸液から得られるエネルギー(kcal) + 食物から得られるエネルギー(kcal)
↓
ブドウ糖液のエネルギー(4kcal/g) × ブドウ糖の量(g)

ブドウ糖のエネルギー産生量とは?

炭水化物であるブドウ糖1gを摂取したときに産生されるエネルギーは4 kcalです。1g当たり4kcalなので、これに摂取した**ブドウ糖の量**をかけるとブドウ糖から得られるエネルギーを求めることができます。

Point ブドウ糖のエネルギー産生量

ブドウ糖のエネルギー産生量は4kcal/g

例題 Aさんは、朝食と昼食は食べられず、夕食に梅干し1個(約3kcal)とご飯を茶碗½杯(約80kcal)食べました。日中に5%ブドウ糖液500mLの輸液が行われました。Aさんのおおよその摂取エネルギーは次のどれですか。
①140kcal　②180kcal　③250kcal　④330kcal

解き方

ブドウ糖の量
$$\frac{5}{100}\times 500=25$$

ブドウ糖のエネルギー
25×4=100

食物のエネルギー
3+80=83

摂取エネルギーの合計
100+83=183

答　②180kcal

解き方のPoint

Aさんの摂取エネルギーは、輸液から得られるエネルギーと食物から得られるエネルギーに分けられますので、**それぞれを求めます。**
まず、**輸液**に含まれているブドウ糖の量を計算します。**5%ブドウ糖液とは100mL当たりブドウ糖が5g含まれている**ことを意味するので、以下の式で求めることができます。

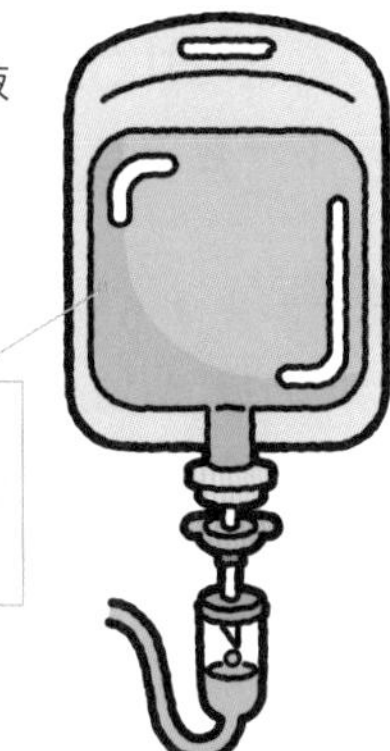

$$\text{輸液に含まれるブドウ糖の量(g)} = \frac{5\text{(g)}}{100\text{(mL)}} \times 500\text{(mL)}$$

$$\frac{5}{100} \times 500 = 25\text{(g)}$$

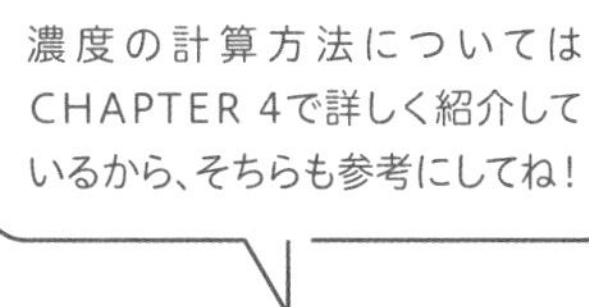

濃度の計算方法については
CHAPTER 4で詳しく紹介しているから、そちらも参考にしてね！

ブドウ糖の量が25gだとわかったので、**ブドウ糖1g当たりのエネルギー産生量**4kcalをかけてブドウ糖液から得られるエネルギーを求めます。

$25 \times 4 = 100$(kcal)

一方、食物から得られるエネルギーは**梅干し1個（約3kcal）**と**ご飯（80kcal）**の合計です。

$3 + 80 = 83$(kcal)

ブドウ糖液から得られるエネルギーは100kcal、**食物から得られるエネルギーは**83kcalですから、最後にこの2つをたしてAさんの摂取エネルギーを求めます。

$100 + 83 = 183$(kcal)

よって、Aさんの摂取エネルギーはおおよそ②180kcalです。

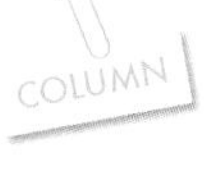

三大栄養素のエネルギー産生量

ブドウ糖は炭水化物（糖質）で、重要なエネルギー源です。三大栄養素のエネルギー産生量は右表のとおりです。

●表_三大栄養素のエネルギー産生量

栄養素	エネルギー産生量
たんぱく質	4kcal/g
脂質	9kcal/g
炭水化物（糖質）	4kcal/g

この数値はアトウォーター係数ともよばれるから、覚えておこう！

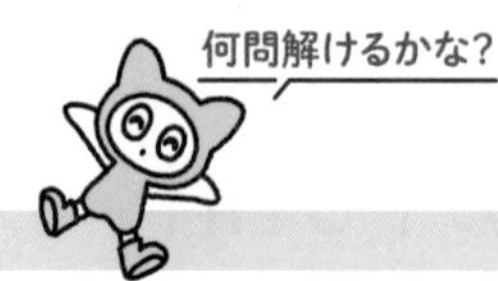

練習問題

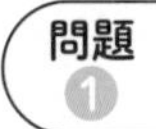

問題1

Bさんは、朝食と昼食は食べられず、日中に5%ブドウ糖液500mL２本の輸液が行われ、夕食に食パン１枚(約160kcal)を食べました。Bさんのおおよその摂取エネルギーを求めましょう。

まず５％ブドウ糖液500mLのエネルギーを求めましょう。５％ブドウ糖液には、100mL当たりブドウ糖が5g含まれています。また、ブドウ糖のエネルギー産生量は1g当たり4kcalです。

問題2

Cさんは、朝食は食べられず、昼食に茶碗½杯(約80kcal)のご飯を食べました。また夕方、5%ブドウ糖液1000mLの輸液が行われました。Cさんのおおよその摂取エネルギーを求めましょう。

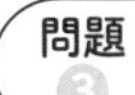

Dさんは、朝食は食べられず、昼食に食パン½枚(約80kcal)、夕食に梅干し１個(約3kcal)と茶碗１杯(約160kcal)のご飯を食べました。また日中に5%ブドウ糖液500mLの輸液が行われました。Dさんのおおよその摂取エネルギーを求めましょう。

問題 4

Eさんは、朝食と昼食は食べられず、日中に5%ブドウ糖液2500mLの輸液が行われました。夕食は茶碗½杯(約80kcal)のご飯を食べました。Eさんのおおよその摂取エネルギーを求めましょう。

答えは別冊p.8

脂質摂取量

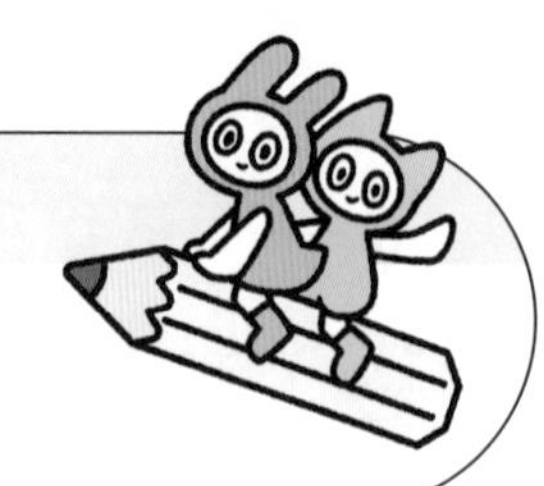

脂質の摂取基準

脂質（脂肪）は三大栄養素の１つですが、摂取しすぎると健康を害するおそれがあります。このため、厚生労働省は**脂質の摂取基準の目標量**を定めていますが、数値ではなく「**1日の摂取エネルギーの20%以上30%未満**」としています。この目標量は**脂肪エネルギー比率（%）**ともよばれます。

表_脂質の食事摂取基準（% エネルギー）

性別	男性		女性	
年齢等	目安量	目標量※	目安量	目標量※
0～5ヵ月	50	—	50	—
6～11ヵ月	40	—	40	—
1歳以上	—	20～30	—	20～30
妊婦	—		—	20～30
授乳婦			—	20～30

出典：厚生労働省「日本人の食事摂取基準（2020年版）」より作成

※目標量の範囲に関してはおおむねの値

1日の脂質摂取量の計算方法

1日の摂取エネルギー（推定エネルギー必要量）に脂肪エネルギー比率（%）をかけると、1日に脂質から得るエネルギー量（目標量）が求められます。**これが脂質としてどれだけの量になるか**を計算するために、脂質のエネルギー産生量（9kcal/g）でわります。

※おおむね普通体重の人の場合の算出方法です。

1日の脂質摂取の目標量を計算する場合、その人の「推定エネルギー必要量」を把握しておく必要があるんだね！

Point 1日の脂質摂取の目標量を求める式

1日の脂質摂取の目標量（g）

＝脂質から得るエネルギー量（kcal）÷ 脂質のエネルギー産生量（kcal/g）

推定エネルギー必要量（kcal/日）× 脂肪エネルギー比率（%）　　　**9kcal/g**

例題 推定エネルギー必要量が2300kcal/日の40歳男性。1日の脂質摂取量で適切なのは次のうちどれですか。

①35g　②55g　③90g　④120g

解き方

脂質から得るエネルギー量（下限）

$$2300 \times \frac{20}{100} = 460$$

1日の脂質摂取目標量

$$460 \div 9 = 51.1\cdots \fallingdotseq 51$$

答　②55g

解き方のPoint

1日の脂質摂取の目標量を求めるため、**まず脂質から得るエネルギー量を求めましょう**。推定エネルギー必要量と脂質から得るエネルギー量の関係性は下図のとおりです。

脂肪エネルギー比率
2300kcal（1日の推定エネルギー必要量（kcal））
20%以上30%未満
脂質から得るエネルギー量（kcal）

脂肪エネルギー比率は幅があるため、**まずは下限である20%で計算**してみましょう。20%は分数で $\frac{20}{100}$ と表すことができます。

$$2300(\text{kcal}) \times \frac{20}{100} = 460(\text{kcal})$$

この男性の**脂質から得るエネルギー量（下限）**は460kcalです。**脂質のエネルギー産生量は1g当たり9kcal**であるため、次の計算をします。

$$460(\text{kcal}) \div 9(\text{kcal/g}) = 51.1\cdots(\text{g})$$

この男性の脂質摂取の目標量（下限）は約51g。
よって、最も近い数値である②55gを選択します。

ちなみに上限の30%で計算したときは約77g。51g以上77g未満に入る解答はやっぱり「② 55g」だけだね！

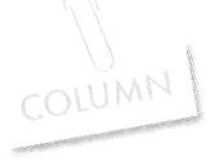

推定エネルギー必要量は年齢、性別、身体活動レベルによって異なる

低体重者、肥満者については別の方法で算出します。

●表_推定エネルギー必要量（kcal/日）

性別	男性			女性		
身体活動レベル※1	Ⅰ	Ⅱ	Ⅲ	Ⅰ	Ⅱ	Ⅲ
1～2歳	―	950	―	―	900	―
3～5歳	―	1300	―	―	1250	―
6～7歳	1350	1550	1750	1250	1450	1650
8～9歳	1600	1850	2100	1500	1700	1900
10～11歳	1950	2250	2500	1850	2100	2350
12～14歳	2300	2600	2900	2150	2400	2700
15～17歳	2500	2800	3150	2050	2300	2550
18～29歳	2300	2650	3050	1700	2000	2300
30～49歳	2300	2700	3050	1750	2050	2350
50～64歳	2200	2600	2950	1650	1950	2250
65～74歳	2050	2400	2750	1550	1850	2100
75歳以上※2	1800	2100	―	1400	1650	―

出典：厚生労働省「日本人の食事摂取基準（2020年版）」より作成
※1 身体活動レベルは、低い、ふつう、高いの三つのレベルとして、それぞれⅠ、Ⅱ、Ⅲで示した。
※2 レベルⅡは自立している者、レベルⅠは自宅にいてほとんど外出しない者に相当する。レベルⅠは高齢者施設で自立に近い状態で過ごしている者にも適用できる値である。

試験では例題のように具体的な数値が示されるから暗記する必要はないけど、おおよその量を把握しておくと便利だよ！

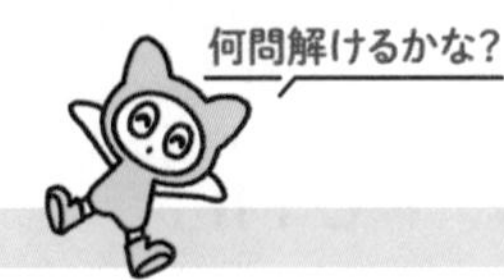

練習問題

問題❶ 推定エネルギー必要量が1950kcal/日の55歳の女性。1日の脂質摂取量の適切な数値を求めましょう。ただし、脂肪エネルギー比率を25%として計算してください。また、小数点以下の数値が得られた場合には、小数点以下第1位を四捨五入すること。

Hint 脂質のエネルギー産生量は1g当たり9kcalです。

問題❷ 推定エネルギー必要量が2800kcal/日の15歳の男性。1日の脂質摂取量の適切な数値を求めましょう。ただし、脂肪エネルギー比率を25%として計算してください。また、小数点以下の数値が得られた場合には、小数点以下第1位を四捨五入すること。

問題 ③

推定エネルギー必要量が2300kcal/日の40歳の男性。1日の脂質摂取量の適切な数値を求めましょう。ただし、脂肪エネルギー比率を25%として計算してください。また、小数点以下の数値が得られた場合には、小数点以下第1位を四捨五入すること。

問題 ④

推定エネルギー必要量が1750kcal/日の30歳の女性。1日の脂質摂取量の適切な数値を求めましょう。ただし、脂肪エネルギー比率を25%として計算してください。また、小数点以下の数値が得られた場合には、小数点以下第1位を四捨五入すること。

答えは別冊p.9

まとめテスト

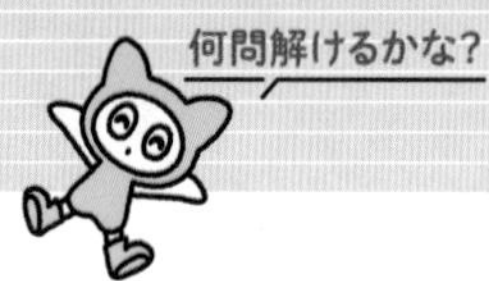

身長170cm、体重60kgの成人のBMI(体格指数)を求めましょう。ただし、小数点以下の数値が得られた場合には、小数点以下第1位を四捨五入すること。

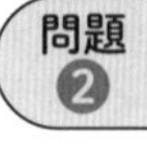

A君(9歳、男児)は体重40kgです。標準体重を30kgとした場合の肥満度を求めましょう。ただし、小数点以下の数値が得られた場合には、小数点以下第1位を四捨五入すること。

Bさんは、朝食は食べられず、昼食にパン1枚(約160kcal)を食べました。日中に5%ブドウ糖液500mL2本の輸液が行われ、夕食に茶碗1杯(約160kcal)のご飯と梅干し1個(約3kcal)を食べました。Bさんのおおよその摂取エネルギーを求めましょう。

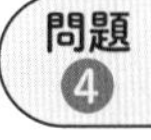

推定エネルギー必要量が2700kcal/日の30歳の男性。1日の脂質摂取量の適切な数値を求めましょう。ただし、脂肪エネルギー比率を25%として計算してください。また、小数点以下の数値が得られた場合には、小数点以下第1位を四捨五入すること。

答えは別冊p.9

注射液や消毒液の濃度の計算がわかる

水溶液の基礎知識

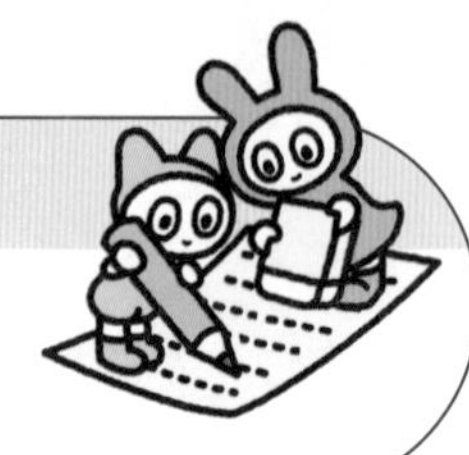

水溶液とは?

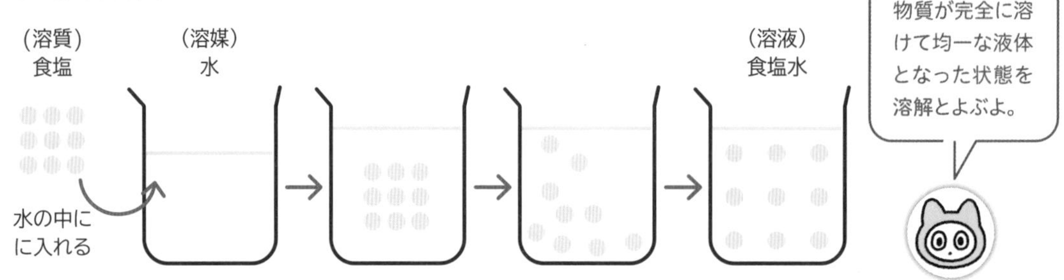

上図のように、容器内の水に食塩(塩化ナトリウム)を入れて放置すると、徐々に食塩は水全体に均一に広がっていきます。
このように、物質が溶け込んだ液を**溶液**といいます。また、溶けている物質のことを**溶質**、溶質を溶かしている液体のことを**溶媒**といいます。
上の食塩水の場合は、「食塩」が**溶質**、「水」が**溶媒**です。

濃度とは?

濃度とは、食塩水でいうと、食塩の量が食塩水全体の量の何%に当たるかを示したものです。したがって、食塩の量が多いほど、濃度は高くなり、濃い食塩水になります。濃度と溶質、溶媒の関係は下の公式のようになります。

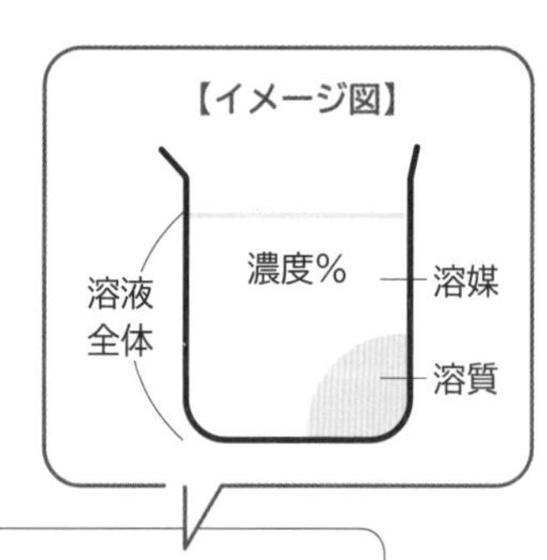

Point 濃度(%)を求める公式

$$\text{濃度}(\%) = \frac{\text{溶質}(g)}{\text{溶媒}(g)+\text{溶質}(g)} \times 100 = \frac{\text{溶質}(g)}{\text{溶液全体}(g)} \times 100$$

※このようにして求められる濃度は「質量パーセント濃度」とよばれます。

例題 150gの水に食塩50gが溶解しています。この食塩水の濃度は何%ですか。

解き方

$$\text{濃度}(\%) = \frac{50}{150+50} \times 100$$

$$= \frac{50 \times 100}{200} = 25$$

答 25%

解き方のPoint

150gの水に食塩50gが溶解している食塩水なので、**溶媒**は「**150g（水）**」、**溶質**は「**50g（食塩）**」です。これを公式に当てはめると次のとおりです。

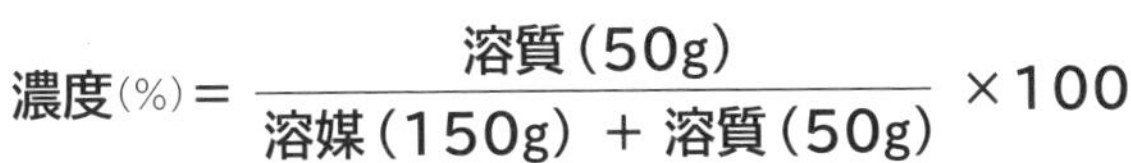

$$濃度(\%) = \frac{溶質(50g)}{溶媒(150g) + 溶質(50g)} \times 100$$

どれが溶媒で、どれが溶質なのか、正しく理解することがポイントだよ！

$$濃度(\%) = \frac{50}{150+50} \times 100$$

分子と分母を100でわる

$$= \frac{50 \times 100^{1}}{200_{2}} = 25$$

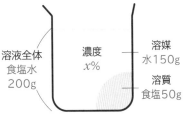

溶液全体
食塩水
200g

濃度
x%

溶媒
水150g

溶質
食塩50g

よって、食塩水の濃度は25％です。

Point

公式を使って、溶質や溶媒の量を求めることもできる

たとえば、「**濃度5％の食塩水300gの中に溶解している食塩は何gか**」を求める場合、同じように公式に当てはめると次のようになります。

$$濃度(5\%) = \frac{溶質(食塩xg)}{溶液全体(食塩水300g)} \times 100$$

求める食塩の量をxgとする

$$\frac{x}{300} \times 100 = 5$$

$$x = 5 \div 100 \times 300$$

$$x = 15$$

溶液全体
食塩水
300g

濃度
5%

溶媒
水（300−x）g

溶質
食塩xg

よって、食塩は15gです。

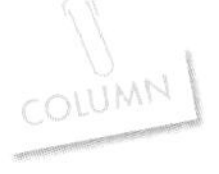

医薬品と濃度

医療の場では様々な医薬品が使われますが、同じ薬品で濃度が異なるものもあります。たとえば、局所麻酔薬として頻繁に使用されるキシロカイン注射薬には0.5%、1%、2%と3種類の濃度のものがあります。誤った濃度のものを用いると患者さんの生命の危険にもつながりますので、注意が必要です。

練習問題

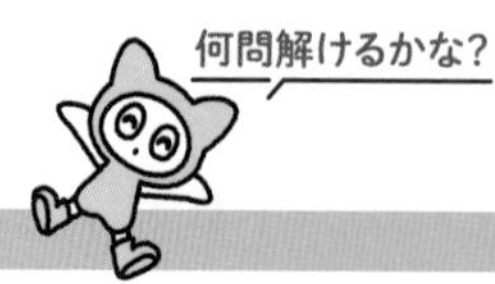

水450gに砂糖50gが溶解しています。この砂糖水の濃度は何%でしょうか。ただし、小数点以下の数値が得られた場合には、小数点以下第1位を四捨五入すること。

Hint 濃度(%) $= \dfrac{\text{溶質(g)}}{\text{溶媒(g)} + \text{溶質(g)}} \times 100$

（分母の「溶媒(g)＋溶質(g)」＝水溶液全体(g)）

問題 2

水350gに食塩15gが溶解しています。この食塩水の濃度は何%でしょうか。ただし、小数点以下の数値が得られた場合には、小数点以下第1位を四捨五入すること。

問題 3

水200gに食塩30gが溶解しています。この食塩水の濃度は何%でしょうか。ただし、小数点以下の数値が得られた場合には、小数点以下第1位を四捨五入すること。

問題4

17%の砂糖水が400gあります。この砂糖水に含まれる砂糖は何gでしょうか。ただし、小数点以下の数値が得られた場合には、小数点以下第1位を四捨五入すること。

濃度の公式から「溶質(g)」を求めてみましょう。

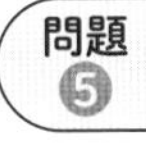

問題5

35%の食塩水が500gあります。この食塩水に含まれる水は何gでしょうか。ただし、小数点以下の数値が得られた場合には、小数点以下第1位を四捨五入すること。

答えは別冊p.10

濃度と比

薬液の濃度の表し方

看護の場面で取り扱う医薬品の濃度を表すときには、主に**「溶液100mL中に溶けている溶質(g)の割合」**を百分率で示す**vol%(ボリュームパーセント)**が用いられます。
濃度(vol%)は以下の公式で求められます。

看護の場面で目にする重さの単位は mg であることが多いから、「mg ↔ g」の変換をできるようにしておこう。
1g = 1000mg だよ！

Point　濃度(vol%)を求める公式

$$濃度(vol\%) = \frac{溶質(g)}{溶液全体(mL)} \times 100$$

※vol%で表される濃度は「質量体積パーセント濃度」とよばれます。単に「%」と表されることもあります。

薬液量は「比」を使って考える

表示された濃度をもとに指示された量を投与するときは「**比**」を使って考えます。
たとえば「**250mg/5mL**」と表示された注射薬の成分250mgのうち200mgを投与する指示の場合は、「**注射薬全量**と**指示量**の**比**」に着目します。成分量について考えると、**注射薬全量と指示量の比**は「250:200」となり、これを**簡単にして小さな整数の比で表す**と「**5:4**」となります(p.22参照)。
したがって、薬液の指示量(mL)をxで表すと次の式で求められ、答えは4mLとなります。

$$薬液の指示量\ x(mL) = 5(mL) \times \frac{4}{5} = 4(mL)$$

p.22の比の考え方を振り返り、計算に利用しよう！

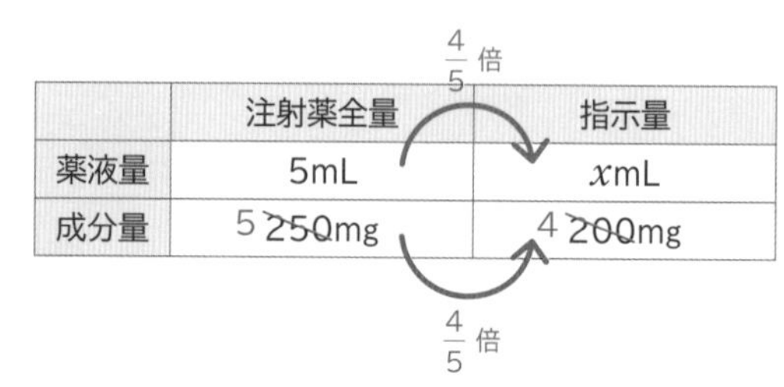

	注射薬全量	指示量
薬液量	5mL	xmL
成分量	5 ~~250~~mg	4 ~~200~~mg

例題　ラシックス注射薬のアンプル(注射薬が入った密閉容器)があり、「20mg/2mL」と表示されています。医師から「5mgのみ使用する」と指示されたとき、ラシックス注射薬を何mL取り出せばよいでしょうか。

解き方

$$x = 2 \times \frac{5}{20} = 2 \times \frac{1}{4} = 0.5$$

答　0.5mL

解き方のPoint

数値が示されている「**注射薬全量20mg**」と「**指示量5mg**」の成分量の比に着目します。

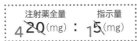

	注射薬全量	指示量
薬液量	2mL	xmL
成分量	4 ~~20~~mg	1 ~~5~~mg

$\frac{1}{4}$倍

注射薬全量 4 ~~20~~(mg) ： 指示量 1 ~~5~~(mg)

「**20:5**」をわかりやすくするため、なるべく小さな整数の比にしましょう。どちらも5でわると「**注射薬全量：指示量＝4:1**」となります。

「注射薬全量」と「指示量」の比は成分量も薬液量も同じです。つまり、薬液の指示量xは2mLの1/4倍です。

$$\text{薬液の指示量}\ x\,(\text{mL}) = 2\,(\text{mL}) \times \frac{1}{4} = 0.5\,(\text{mL})$$

よって、取り出す注射薬は0.5mLです。

比例式の性質「内項の積と外項の積は等しい」を利用して解く方法もあるよ！

Point 比例式の性質「内項の積と外項の積は等しい」

外項 内項 内項 外項
A ： B ＝ C ： D のとき
内項 内項 外項 外項
B × C ＝ A × D である

比例式の性質を利用して同じ例題を解いてみると、

$$2:x = 20:5$$

$$2:x = 4:1$$

比例式の性質により内項の積＝外項の積である

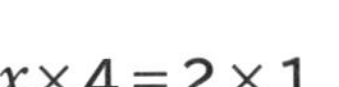

$$x \times 4 = 2 \times 1$$

$$x = 2 \times 1 \div 4$$

$$x = 0.5$$

よって、取り出す注射薬は0.5mLです。

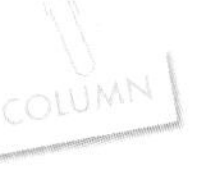

濃度の表し方

看護の場面で取り扱う医薬品や検査値などの多くは、質量体積パーセント濃度(vol%)で表示されていて、「濃度」と略称でよばれます。**p.56で紹介した****質量パーセント濃度(%)との違いを理解しておきましょう。**

表し方	(例) 濃度15%の食塩水
質量パーセント濃度(%)	水溶液100g中に15gの食塩が溶けている
質量体積パーセント濃度(vol%)	水溶液100mL中に15gの食塩が溶けている

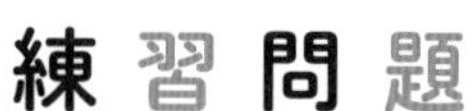

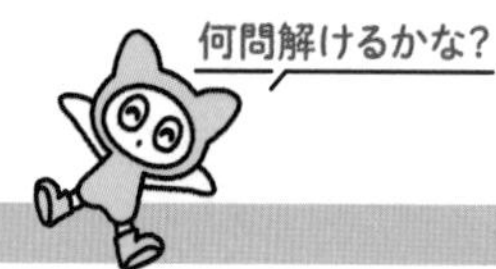

濃度0.02%のA消毒薬が450mLあります。A成分は何mg含まれていますか。

Hint 濃度(vol%)＝ $\frac{溶質(g)}{溶液全体(mL)} \times 100$

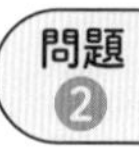

濃度0.05%のB消毒液が500mLあります。B成分は何mg含まれていますか。

問題❸

C成分が250mg含まれている20mLのC注射薬のアンプルがあります。医師から、C成分を150mg使用すると指示がありました。注射器に何mL準備すればよいでしょうか。

注射薬全量と指示量の薬液量と成分量を表にしてみましょう。

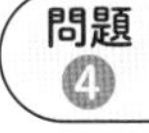

問題❹

D成分が100mg含まれている20mLのD注射薬のアンプルがあります。医師から、D成分を250mg使用すると指示がありました。注射器に何mL準備すればよいでしょうか。

答えは別冊p.10

希釈の基本

希釈とは?

「めんつゆ」使用時のように、原液に水を混ぜて薄めることを**希釈**といいます。たとえば**3倍希釈液**とは、右図のようにめんつゆの原液に水を混ぜて薄めた溶液が、**原液の3倍の量**になった液体をいいます。つまり、3倍希釈液は、**原液と水を「1:2」の比で表すことができます。**

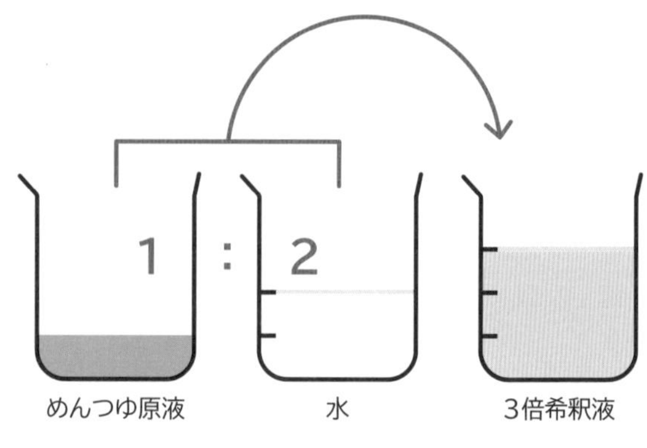

したがって、希釈液に占める原液の量は全体の$\frac{1}{3}$であり、水は$\frac{2}{3}$になります。

Point 希釈液の原液と水の比

x倍希釈液の「原液:水」は「1:$x-1$」

x倍希釈液に占める原液の量は$\frac{1}{x}$、水は$\frac{x-1}{x}$

※水以外の液体を希釈に用いることもあります。

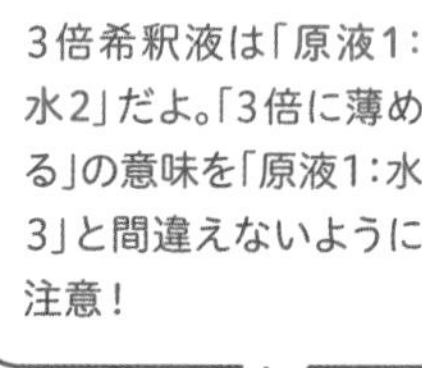

3倍希釈液は「原液1:水2」だよ。「3倍に薄める」の意味を「原液1:水3」と間違えないように注意!

例題❶ 5倍希釈めんつゆを1500mL作るとき、めんつゆ原液と水はそれぞれ何mL必要でしょうか。

解き方

めんつゆ原液　$1500\times\frac{1}{5}=300$

水　$1500-300=1200$

答　めんつゆ原液300mL　水1200mL

例題❷ 5倍に希釈されためんつゆを用いて8倍希釈めんつゆ1200mLを作るには、5倍希釈めんつゆは何mL必要でしょうか。

解き方

8倍希釈めんつゆの原液　$1200\times\frac{1}{8}=150$

5倍希釈めんつゆ　$150\times5=750$

答　750mL

解き方のPoint

例題❶

x倍希釈液に占める**原液の量は** $\frac{1}{x}$ 、**水は** $\frac{x-1}{x}$ なので、5倍希釈めんつゆに占める原液の量は $\frac{1}{5}$、水は $\frac{4}{5}$ となります。

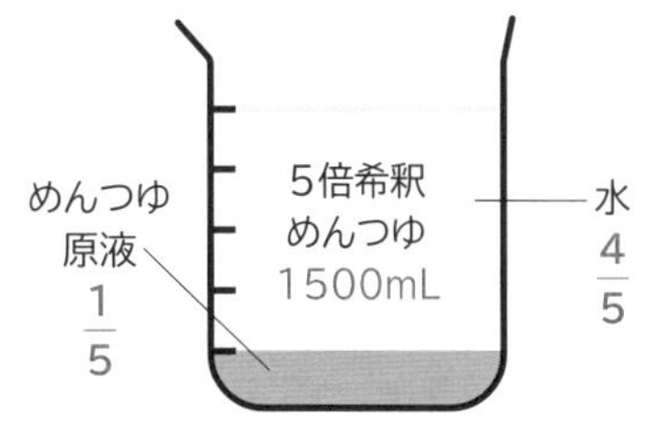

ここでは5倍希釈めんつゆを1500mL作るので、めんつゆ原液の量を求める式は次のとおりです。

めんつゆ原液　$1500 \times \frac{1}{5}$

$$1500 \times \frac{1}{5} = 300$$

よって、めんつゆ原液の量は300mLです。

めんつゆ原液の量がわかったら、全体量である1500mLから原液の300mLをひけば、水の量が求められます。

水　$1500 - 300 = 1200$

水の量は1200mLです。

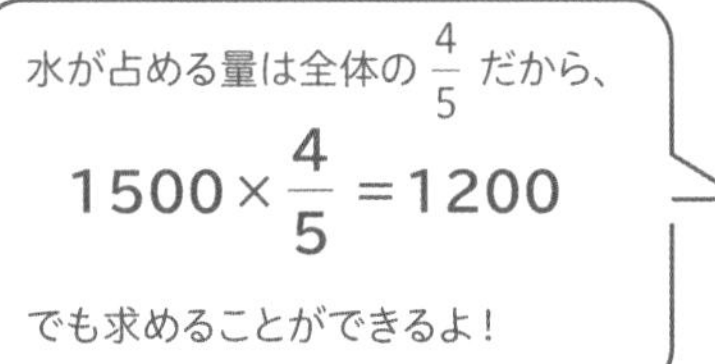

水が占める量は全体の 4/5 だから、
1500×4/5 =1200
でも求めることができるよ！

例題❷

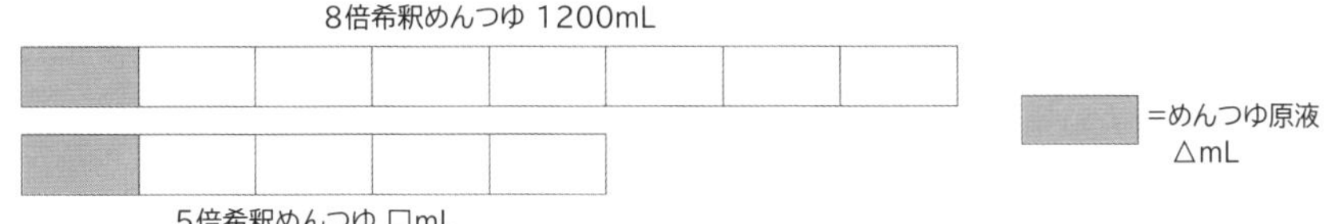

5倍希釈めんつゆに水を入れて希釈するため、上図のとおり、8倍希釈めんつゆと5倍希釈めんつゆの原液の量（△mL）は同じです。まずは、**全体量がわかっている8倍希釈めんつゆ1200mLからめんつゆ原液の量（△mL）を計算**しましょう。

めんつゆ原液（△mL）　$1200 \times \frac{1}{8} = 150$

めんつゆ原液は150mLなので、続いては**この原液で作る5倍希釈めんつゆの量**を求めます。

5倍希釈めんつゆ（□mL）　$150 \times 5 = 750$

よって、5倍希釈めんつゆは750mL必要です。

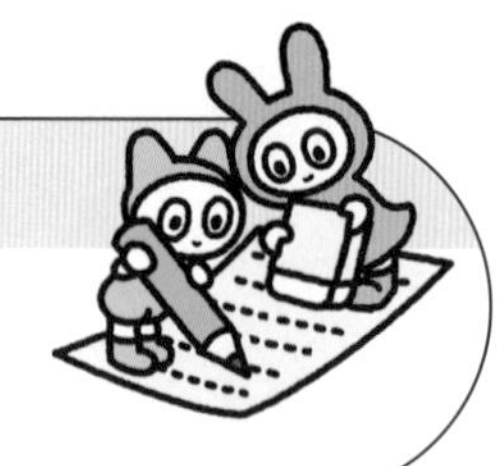

応用 薬液の希釈

濃度が示されている薬液の希釈

p.64で希釈の基本を学習しましたが、看護の場では原液を希釈することは多くありません。ここでは、**濃度が示されている薬液を希釈する**場合の計算方法を理解しておきましょう。

Point 濃度が示されている薬液の希釈に関する計算

①薬液の溶質の量を求める
（溶質の量は希釈前後で変わらない）

②溶質の量をもとに、薬液の量（希釈前or希釈後）を計算する

$$濃度(vol\%) = \frac{溶質(g)}{溶液全体(mL)} \times 100$$

【「希釈前」と「希釈後」のイメージ】

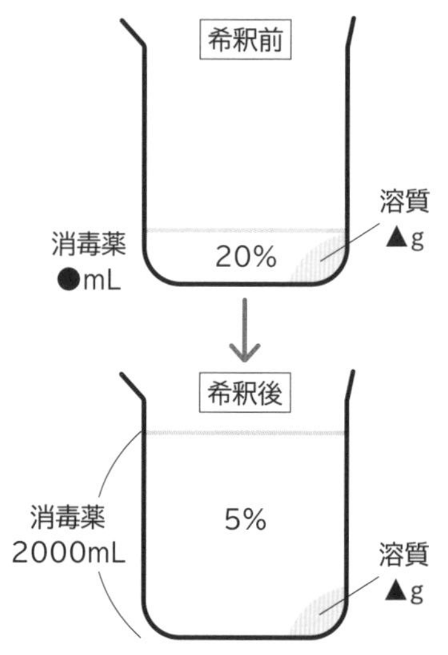

指示された希釈液を作るのに必要な薬液量（希釈前の消毒液の量）を求める場合、まずは希釈後の濃度（5%）と消毒薬の量（2000mL）から溶質の量（▲g）を求める。それをもとに希釈前の消毒薬の量を計算する。

p.64の例題②で最初にめんつゆの原液量を求めたのと同じ考え方で、希釈した消毒薬の溶質の量を最初に求めることがポイントだよ！

例題 5%のクロルヘキシジングルコン酸塩を用いて 0.2%希釈液2000mLをつくるのに必要な薬液量を求めましょう。ただし、小数点以下の数値が得られた場合には、小数点以下第1位を四捨五入すること。

解き方

溶質の量 $0.2 = \frac{x}{2000} \times 100$

$x = 4$

薬液量 $5 = \frac{4}{y} \times 100$

$5 \times y = 4 \times 100$

$y = 80$

答　80mL

解き方のPoint

右図で希釈前と希釈後の薬液を比較してみましょう。ポイントは**希釈前後で溶質の量が変わらない**ことです。
まず、希釈後に注目して、公式を用いて**溶質の量(x)を計算**します。

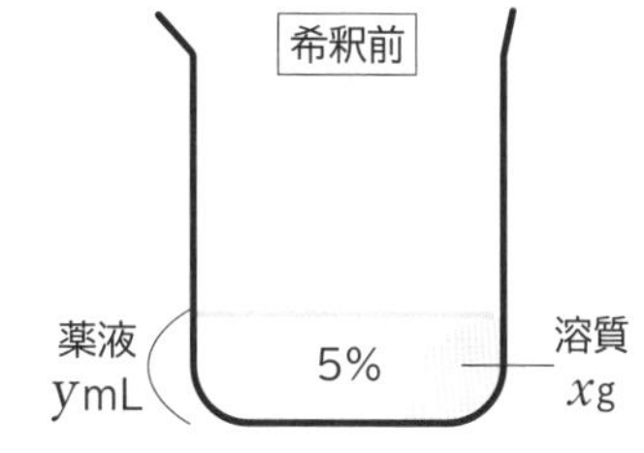

溶質の量　$0.2=\frac{x}{2000}\times100$

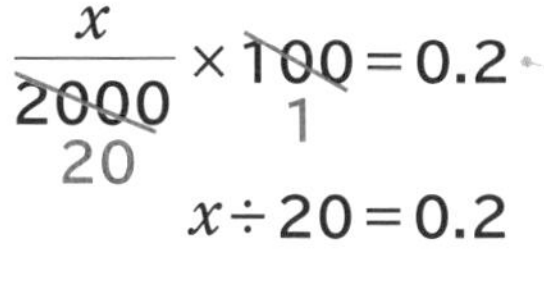

$\frac{x}{2000}\times100=0.2$（2000を20、100を1に約分）

左辺と右辺を入れ替える（入れ替えても等式は成り立つ）

$x\div20=0.2$

$x=4$

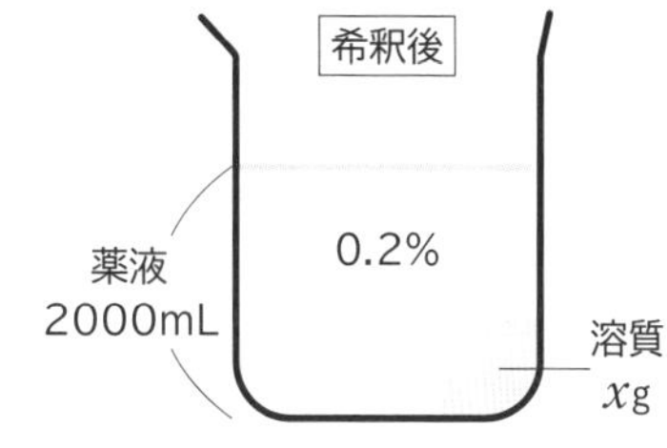

溶質は4gです。溶質の量は希釈前後で変わらないため、**希釈前も溶質は4g**ですから、次は**希釈前の条件を公式に当てはめて、求める薬液量ymLを計算します。**

薬液量　$5=\frac{4}{y}\times100$

$5\times y=\frac{4}{y}\times y\times100$

両辺にyをかける
これは、yを左辺に移項して「わる」を「かける」に変えて計算することと同じ

$5\times y=4\times100$

$y=80$

よって、必要な薬液量は80mLです。

薬液の作り方

左の例題で、求められた薬液量は80mLでしたので、希釈水2000mLを作るのに必要な水の量は「2000−80=1920(mL)」となります。薬液と水を合わせて、全体で2000mL**であることに注意しましょう。**

看護の現場で希釈液をつくるときは、正しい量の希釈前の薬液を先に入れて、それに水を加えて全体が2000mLになるように調整するよ

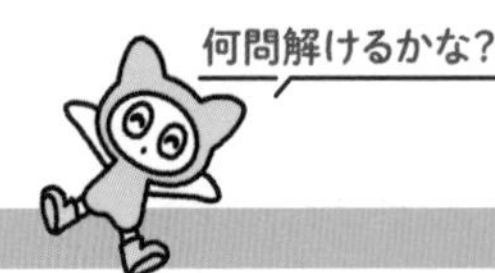

練習問題

めんつゆ原液の３倍希釈めんつゆを600mL作るとき、めんつゆ原液と水はそれぞれ何mL必要でしょうか。

x 倍希釈液に占める原液の量は $\frac{1}{x}$

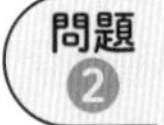

２倍に希釈されためんつゆを用いて５倍希釈めんつゆ900mLを作るには、２倍希釈めんつゆが何mL必要でしょうか。

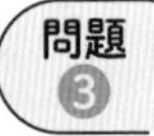

４倍に希釈されためんつゆを用いて６倍希釈めんつゆ1200mLを作るには、４倍希釈めんつゆが何mL必要でしょうか。

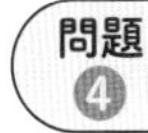

問題4

6%A消毒薬を用いて、医療器材の消毒用の0.02%A消毒薬を1,500mL作るために必要な6%A消毒薬の量を求めよ。ただし、小数点以下第2位を四捨五入すること。（看護師国家試験 第106回午後89）

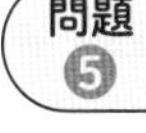

問題5

5%のクロルヘキシジングルコン酸塩を用いて0.2%希釈液2,000mLをつくるのに必要な薬液量を求めよ。ただし、小数点以下の数値が得られた場合には、小数点以下第1位を四捨五入すること。（看護師国家試験 第104回午後90）

答えは別冊p.11

まとめテスト

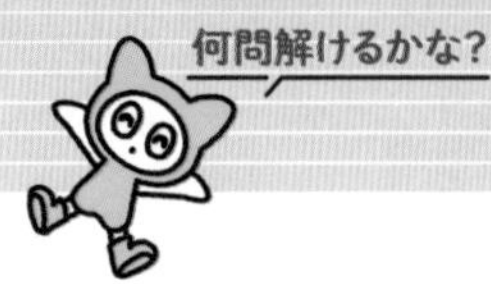

問題❶ 水300gに砂糖35gが溶解した砂糖水の濃度は何%でしょうか。ただし、小数点以下の数値が得られた場合には、小数点以下第2位を四捨五入すること。

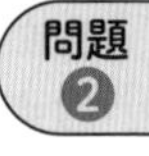

問題❷ 濃度0.05%のA消毒薬が300mLあります。A成分は何mg含まれていますか。

問題❸

B成分が300mg含まれている20mLのB注射薬のアンプルがあります。医師から、B成分を200mg使用すると指示がありました。注射器に何mL準備すればよいでしょうか。ただし、小数点以下の数値が得られた場合には、小数点以下第2位を四捨五入すること。

問題❹

100mg/5mLと表記された注射薬を75mg与薬するのに必要な薬液量を求めよ。ただし、小数点以下第２位を四捨五入すること。(看護師国家試験 第111回午前90)

➔ 答えは別冊p.11

輸液の速度

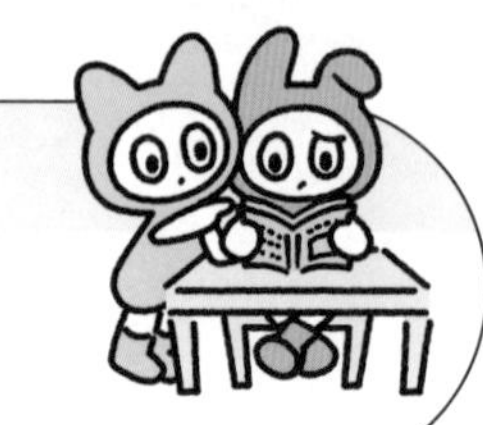

速度とは?

速度とは、自動車の走行でいうならば、**単位時間当たりに進む距離**のことです。自動車の速度を表すときには**km/時**(キロメートル毎時)という単位が使われます。「**60km/時(時速60km)**」は、**1時間当たり60km進む**ことを表しています。

看護の場面では、「**1分間当たり**」「**1時間当たり**」といった言葉がよく使われるよ。なかでも**1分間当たりの脈拍数(回/分)**、**1時間当たりの輸液量(mL/時)**、**1分間当たりの滴下数(滴/分)**がよく用いられるよ。

速度を求める計算

速度を求める公式は「**速度＝距離÷時間**」です。看護の場面では、輸液量の計算でこの公式を応用することが多いので、正しく使用できるように練習しましょう。

Point 輸液の速度を求める公式

速度(単位時間当たりの輸液量) ＝ 総輸液量 ÷ 投与時間

例題❶ A輸液500mLを輸液ポンプの設定「100mL/時」の速度で投与します。何時間で終了するでしょうか。

解き方 500÷100＝5

答　5時間

例題❷ B輸液500mLを８時間で投与するよう指示されました。１時間当たりの輸液量を求めましょう。ただし、小数点以下の数値が得られた場合には、小数点以下第1位を四捨五入すること。

解き方 500÷8＝62.5

答　63mL

解き方のPoint

例題❶ 右図に示すように、総輸液量は500mLです。投与速度が100mL/時ということは、A輸液は**1時間に100mLずつ投与され減っていく**ということです。**総輸液量500mLが1時間当たりの輸液量の何倍になっているか**を計算すれば、A輸液が0mLになるまでの時間が求められます。輸液の速度の公式に当てはめると次のようになります。

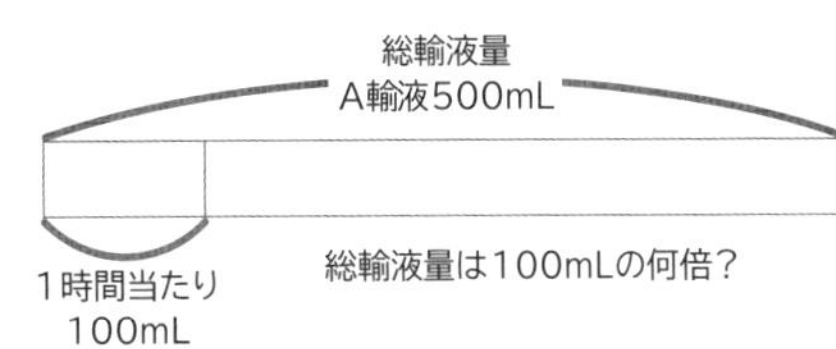

$$100(\text{mL/時}) = 500(\text{mL}) \div x(\text{時間})$$

$$100 = 500 \div x$$

$$100 \times x = 500$$

$$x = 500 \div 100 = 5$$

よって、輸液は5時間で終了します。

輸液の速度の公式を応用して、総輸液量や**投与時間**も求められるようにしよう。

例題❷ この問題で求めるのは「1時間当たりの輸液量」、つまり輸液の**速度**です。**8時間で投与するので、総輸液量500mLを8でわると**1時間当たりの輸液量が求められます。

総輸液量
B輸液500mL
1時間当たり
xmL

$$x(\text{mL/時}) = 500(\text{mL}) \div 8(\text{時間})$$

$$x = 500 \div 8 = 62.5$$

小数点以下第1位を四捨五入すると63

よって、1時間当たりの輸液量は63mLです。

看護の場面では、輸液を行うときに、1時間当たりの投与量ではなく、この例題のように投与時間で指示されることがあるよ！

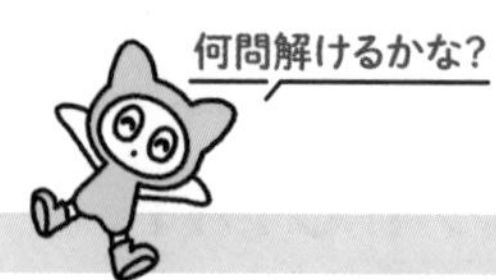

練習問題

問題❶ A輸液240mLを輸液ポンプの設定30mL/時の速度で投与します。何時間で終了するでしょうか。

問題❷ B薬液48mLをシリンジポンプの設定3mL/時の速度で投与します。何時間で終了するでしょうか。

問題❸ C輸液300mLを輸液ポンプの設定25mL/時の速度で投与します。何時間で終了するでしょうか。

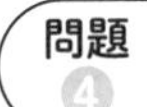
問題4

輸液ポンプを50mL/時に設定し、500mLの輸液を午前10時に開始しました。終了予定時刻はどれでしょうか。

①午後2時　②午後4時　③午後6時　④午後8時

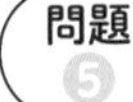
問題5

D輸液500mLを2本、9時間で投与するよう指示されました。1時間当たりの輸液量を計算しましょう。ただし、小数点以下の数値が得られた場合には、小数点以下第1位を四捨五入すること。

答えは別冊p.12

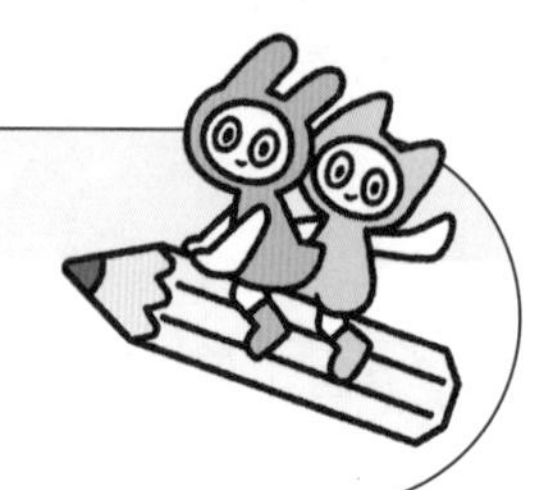

1分間の滴下数

滴下数とは?

滴下数とは、右の図に示すように、**輸液パックから点滴筒に1滴ずつ落ちる「しずく」の数**をいいます。1分間の滴下数が多くなれば、1分間の輸液量は多くなる、すなわち輸液速度が速くなりますので、クレンメを操作して**滴下数を調整**することにより、**輸液速度を変える**ことができます。

輸液セットは、何滴で1mLになるかが決まっています。「**20滴で1mL（成人用）**」と「**60滴で1mL（小児用）**」の2種類があります。

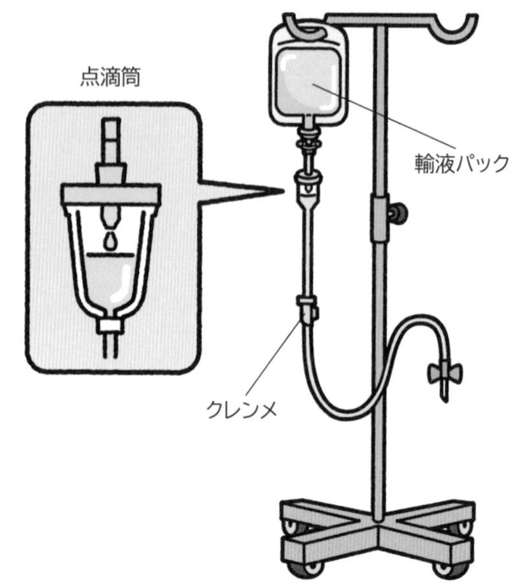

Point　1分間の滴下数を求める公式

$$1分間の滴下数(滴) = \frac{1mLの滴数 \times 総輸液量(mL)}{投与時間(分)}$$

輸液を行うときは、輸液量と速度の指示に従う必要があるよ。速度の指示は、「**1時間当たり○mL投与する**」か「**全体量を○時間で投与する**」のどちらかだよ。ここでは速度指示に従って、1分間の滴下数を求める計算を練習しよう！

例題　A輸液600mLを5時間で投与するよう指示されました。成人用輸液セット（20滴/mL）を使用した場合の1分間の滴下数を求めましょう。

解き方

総輸液量（A輸液60mL）の滴下数　20×600＝12000

1分間の滴下数　12000÷5÷60＝40

答　40滴

解き方のPoint

求めるのは１分間の滴下数ですが、問題文から得られる情報は**総輸液量（mL）**と**輸液セットの１mLの滴数**です。

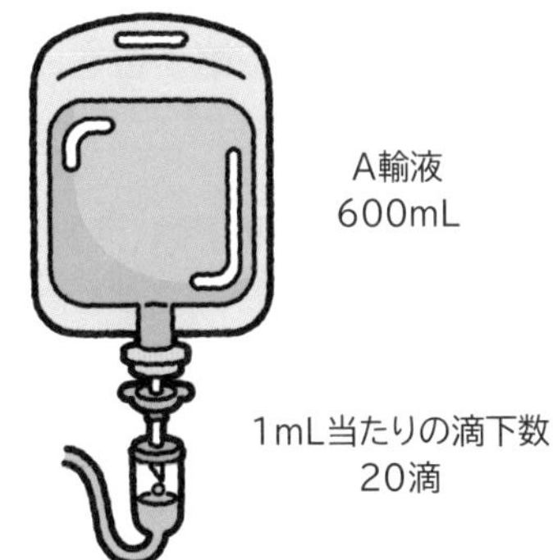

そこで、まずは**総輸液量の滴下数**を求め、その後に１分間の滴下数を計算します。

輸液セットの１mLの滴数は20滴、総輸液量は600mLなので、全体の滴下数は次の計算で求められます。

20（滴）×600（mL）＝12000（滴）

A輸液全体の滴下数は12000滴です。これを**5時間**で投与するので、１分間の滴下数は次の計算で求められます。

12000（滴）÷5（時間）÷60（分）＝ 40（滴）

数値を公式に当てはめても同じ計算式になるよ。

よって、1分間の滴下数は40滴です。

公式を参考に、次の式で求めることもできます。

$$1分間の滴下数（滴）= \frac{\overset{4}{\cancel{20}} \times \cancel{600}^{10}}{1\cancel{5} \times \cancel{60}1} = 40$$

5時間を分に換算する

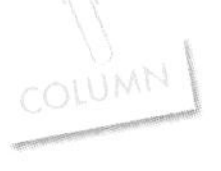

輸液セットの「成人用」と「小児用」

輸液セットは2種類で、「20滴で1mL（成人用）」と、「60滴で1mL（小児用）」です。成人用と小児用では滴下する「しずく」の大きさが異なり、成人用は小児用の3倍の大きさ（60滴÷20滴=3）のしずくとなります。

表_輸液セットの種類

輸液セットの種類	滴数
成人用（一般用）	20滴/mL
小児用	60滴/mL

輸液セットの選択を誤ると投与量が違ってしまうので、医療事故につながるから注意しよう。1時間当たり0.1mLなどの少量の薬液を正確に投与したい場合は、シリンジポンプという装置を使用するよ。

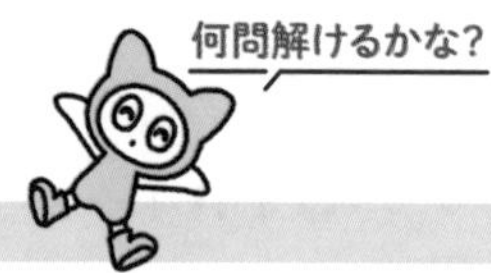

練習問題

問題❶ A輸液1800mLを1日かけて投与します。成人用輸液セット(20滴/mL)を使用した場合の1分間の滴下数を求めましょう。ただし、小数点以下の数値が得られた場合には、小数点以下第1位を四捨五入すること。

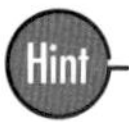

$$1分間の滴下数(滴) = \frac{1\,\mathrm{mL}の滴数 \times 総輸液量(\mathrm{mL})}{投与時間(分)}$$

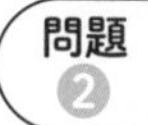

問題❷ B輸液800mLを6時間で投与するよう指示されました。成人用輸液セット(20滴/mL)を使用した場合の1分間の滴下数を求めましょう。ただし、小数点以下の数値が得られた場合には、小数点以下第1位を四捨五入すること。

問題❸ C輸液1200mLを1日かけて投与します。成人用輸液セット(20滴/mL)を使用した場合の1分間の滴下数を求めましょう。ただし、小数点以下の数値が得られた場合には、小数点以下第1位を四捨五入すること。

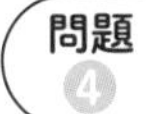

D輸液500mLを７時間で投与します。小児用輸液セット(60滴/mL)を使用した場合の１分間の滴下数を求めましょう。ただし、小数点以下の数値が得られた場合には、小数点以下第１位を四捨五入すること。

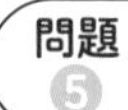

E輸液700mLを９時間で投与します。小児用輸液セット(60滴/mL)を使用した場合の１分間の滴下数を求めましょう。ただし、小数点以下の数値が得られた場合には、小数点以下第１位を四捨五入すること。

問題 6

F輸液400mLを５時間で投与します。小児用輸液セット(60滴/mL)を使用した場合の１分間の滴下数を求めましょう。ただし、小数点以下の数値が得られた場合には、小数点以下第１位を四捨五入すること。

答えは別冊p.12

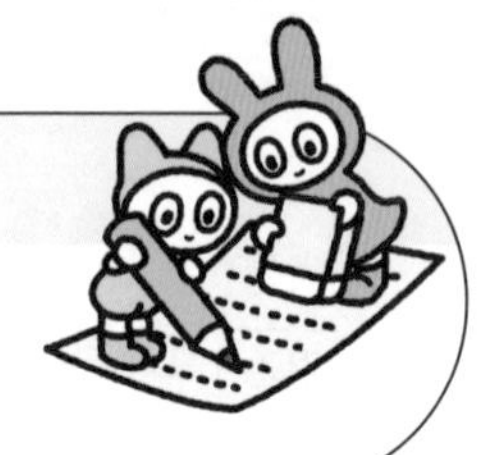

混合液の輸液

混合液の注入速度

輸液速度の計算については、すでに学習しました(p.72参照)。しかし、医療の現場では、**2種類の溶液を混合して投与する**こともあります。こうした場合の輸液速度の求め方を理解しましょう。

たとえば、右図のように「10%A薬液を生理食塩水と混合して2mg/分で点滴静脈内注射」が処方された場合の注入速度について考えてみましょう。

問題を解くカギとなるのは、溶質の量は混合前も混合後も同じということです。そこで、まず、**10%A薬液に着目し、含まれるA薬(溶質)の量を求めます**(右の公式およびp.60参照)。

混合後の溶液の量と溶質の量がわかれば、その比率は1分間の投与量についても同じです。「2mg/分」と示されている溶質の量から、その場合の溶液の量を求めることができます。

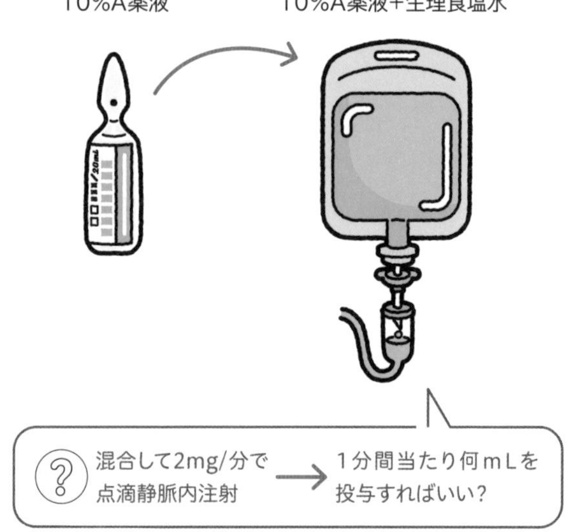

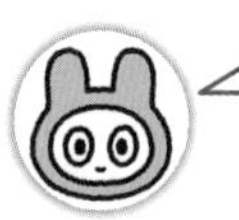
まず、10%A薬液に含まれるA薬(溶質)の量を求めるんだね!

Point 濃度(vol%)を求める公式

$$濃度(vol\%) = \frac{溶質(g)}{溶液全体(mL)} \times 100$$

例題 10%リドカイン塩酸塩液10mLをブドウ糖液と混合し500mLにして2mg/分で点滴静脈内注射」が処方されました。注入速度で正しいのはどれでしょうか。

①1mL/分　②2mL/分　③5mL/分　④10mL/分

解き方

10%リドカイン塩酸塩液10mLの溶質の量

$$10 = \frac{x}{10} \times 100$$

$x = 1$ (g)

1g = 1000mg

混合液を2mg/分で注入

500:1000 = y:2

500×2 = 1000×y

y = 1 (mL)

答　①1mL/分

解き方のPoint

設問中の「2mg/分で点滴静脈内注射」は「**1分間に2mgのリドカイン塩酸塩が静脈内に投与されること**」を意味します。着目するのは**10%リドカイン塩酸塩液に含まれる**リドカイン塩酸塩（溶質）の量ですが、**その量は混合後も同じ**です。

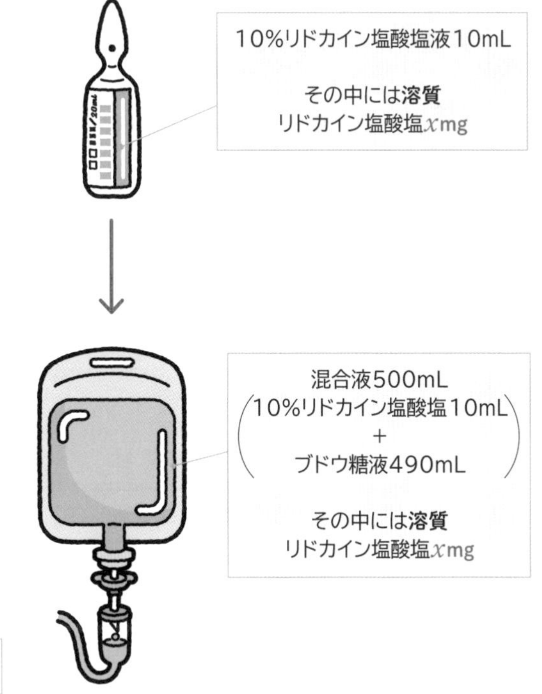

溶質の量（xg）を求めるには、**濃度（vol%）を求める公式**を使います（p.80参照）。

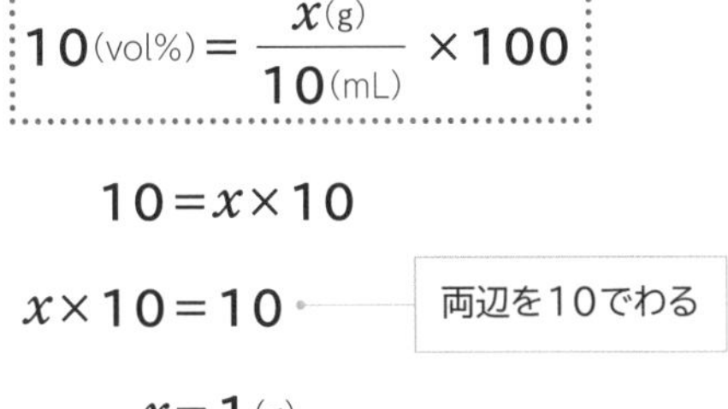

$$10_{(vol\%)} = \frac{x_{(g)}}{10_{(mL)}} \times 100$$

$$10 = x \times 10$$

$$x \times 10 = 10$$ 両辺を10でわる

$$x = 1_{(g)}$$

混合前の**溶質は1g**であることがわかったので、設問と単位をそろえてmgに変換すると、1000mgとなります。**これと同じ量の溶質（リドカイン塩酸塩1000mg）が混合後の溶液にも含まれている**ことになります。

そこで、混合液500mL中のリドカイン塩酸塩を1分間に2mgずつ投与するためには、何mLずつ投与すればよいかを求めます。**混合液の量**と含まれている**リドカイン塩酸塩の量**の比は、**混合液全量においても、1分間の投与量においても同じ**です。1分間の投与量：ymLとして、その関係を表に示します。

$$500:1000 = y:2$$

$$500 \times 2 = 1000 \times y$$

$$1000 \times y = 1000$$

$$y = 1$$

	ブドウ糖混合液	リドカイン塩酸塩
全量	500mL	1000mg
1分間の投与量	ymL	2mg

よって、注入速度は1mL/分です。

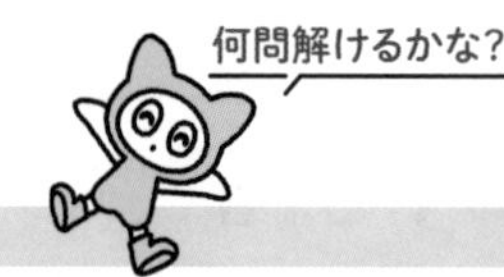

練習問題

問題❶

「5%のA薬液20mLを生理食塩水と混合し500mLにして2mg/分で点滴静脈内注射」が処方されました。注入速度(ymL/分)を求めましょう。ただし、小数点以下の数値が得られた場合には、小数点以下第2位を四捨五入すること。

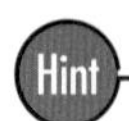

Hint まずA薬液の溶質の量を求め、次に比を用いて混合液の1分間の投与量を求めましょう。

問題❷

「20%のB薬液10mLをブドウ糖液と混合し250mLにして5mg/分で点滴静脈内注射」が処方されました。注入速度(ymL/分)を求めましょう。ただし、小数点以下の数値が得られた場合には、小数点以下第2位を四捨五入すること。

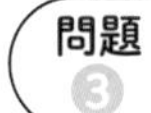

「10%のC薬液20mLを生理食塩水と混合し100mLにして2mg/分で点滴静脈内注射」が処方されました。注入速度(ymL/分)を求めましょう。ただし、小数点以下の数値が得られた場合には、小数点以下第2位を四捨五入すること。

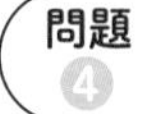

「15%のD薬液20mLをブドウ糖液と混合し500mLにして5mg/分で点滴静脈内注射」が処方されました。注入速度(ymL/分)を求めましょう。ただし、小数点以下の数値が得られた場合には、小数点以下第2位を四捨五入すること。

答えは別冊p.13

まとめテスト

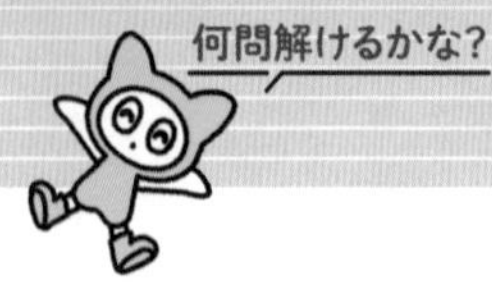

A輸液300mLを輸液ポンプの設定15mL/時の速度で投与します。何時間で終了するでしょうか。

点滴静脈内注射2000mLを1日かけて行います。成人用輸液セット(20滴/mL)を使用した場合の1分間の滴下数を求めましょう。ただし、小数点以下の数値が得られた場合には、小数点以下第1位を四捨五入すること。

「15%のB薬液20mLを生理食塩水と混合し250mLにして2mg/分で点滴静脈内注射」が処方されました。注入速度(ymL/分)を求めましょう。ただし、小数点以下の数値が得られた場合には、小数点以下第2位を四捨五入すること。

「20%のC薬液30mLを生理食塩水と混合し100mLにして3mg/分で点滴静脈内注射」が処方されました。注入速度(ymL/分)を求めましょう。ただし、小数点以下の数値が得られた場合には、小数点以下第2位を四捨五入すること。

答えは別冊p.14

酸素ボンベの残量

酸素残量の計算方法

酸素吸入を行う場合、病室では壁に設置されている中央配管から酸素が供給されますが、車椅子やストレッチャーによる移動の際には**医療用酸素ボンベ**が用いられます。

酸素ボンベは通常、**500Lの酸素を14.7MPa（メガパスカル）で圧縮してボンベに充填（じゅうてん）**しています（この圧力を「満充填圧」「最高充填圧」とよぶことがあります）。メガパスカルは圧力の大きさを示す単位です。

酸素ボンベ使用時には**ボンベ内の酸素残量**を知る必要があります。酸素残量は、酸素ボンベの圧力計が示す圧（残圧）から、計算によって求めることができます。

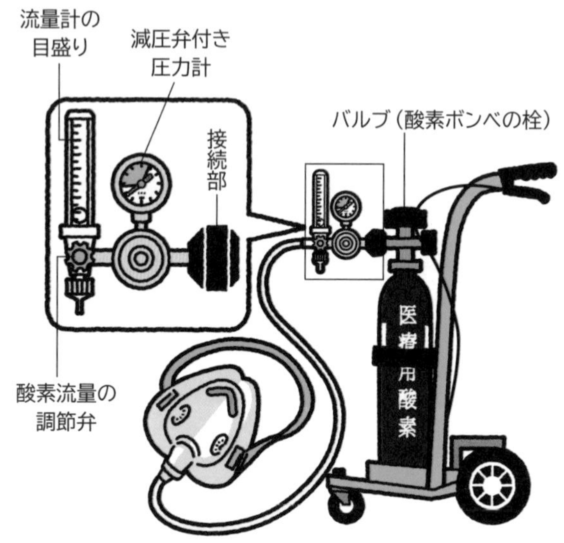

Point　酸素残量を求める公式

$$\text{酸素残量(L)} = \frac{\text{ボンベ内容量(L)} \times \text{圧力計が示す圧(MPa)}}{\text{充填圧(MPa)}}$$

【比例式を用いて考える方法】

ボンベ内の酸素が減ると、圧力は小さくなります。**ボンベ内の酸素の量と圧力は比例する**ので、次の比例式から計算によって酸素残量を求めます（公式と同じ計算となります）。

酸素残量(L):ボンベ内容量(L)=圧力計が示す圧(MPa):充填圧(MPa)

例題　酸素療法中の入院患者が、500L酸素ボンベ（14.7MPaで充填）を用いて酸素を吸入しながら移動しました。現在の酸素ボンベの圧力計は5MPaを示しています。酸素ボンベに残っている酸素の量を求めましょう。ただし、小数点以下の数値が得られた場合には、小数点以下第１位を四捨五入すること。

解き方

$$x = 500 \times \frac{5}{14.7}$$

$$= \frac{500 \times 5}{14.7}$$

$$= 170.0\cdots$$

答　170L

解き方のPoint

設問には、**ボンベ内容量は**500L、**圧力計が示す圧は**5MPa、**充填圧は**14.7MPaであることが示されているので、酸素残量（xL）を求める式に当てはめると次のようになります。

$$x(\text{L}) = 500(\text{L}) \times \frac{5(\text{MPa})}{14.7(\text{MPa})}$$

$$x = 500 \times \frac{5}{14.7}$$

$$= \frac{500 \times 5}{14.7} = 170.0\cdots \fallingdotseq 170$$

小数点以下第1位を四捨五入する

よって、酸素残量は170Lです。

【比例式を用いて考える方法】
ボンベ内の酸素の量と圧力は比例するので、p.86に示した比例式に当てはめて計算することができます。公式と同じ計算をすることになり、同じ解が得られます。

$$x(\text{L}) : 500(\text{L}) = 5(\text{MPa}) : 14.7(\text{MPa})$$

$$x : 500 = 5 : 14.7$$

比例式の性質「内項の積と外項の積は等しい」（p.61参照）を利用して、xを求める

$$x \times 14.7 = 500 \times 5$$

$$x = 500 \times 5 \div 14.7$$

$$= 170.0\cdots \fallingdotseq 170$$

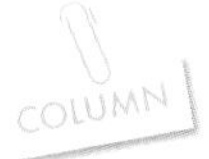

圧力の単位：「気圧」と「MPa」の比較

私たちが大気から受けている圧力は約1気圧です。「気圧」と比較して、「MPa」がどれくらいの大きさの圧力なのかを知っておきましょう。なお、元になる単位は「Pa」であり、1000000 Pa=10^6Pa=1MPa です。

圧力の単位はこのほかにもN/m^2（ニュートン毎平方メートル）、bar（バール）などがあるけど、酸素ボンベの圧力にはMPaが使われるよ。

圧力の単位	気圧	MPa
大気中	1	0.101
医療用酸素ボンベの充填時	150	約15

なお、500L酸素ボンベの容器のサイズ（実際の容量）は3.4Lです。500Lの酸素が150気圧の圧力で$\frac{1}{150}$に圧縮されて充填されています。

練習問題

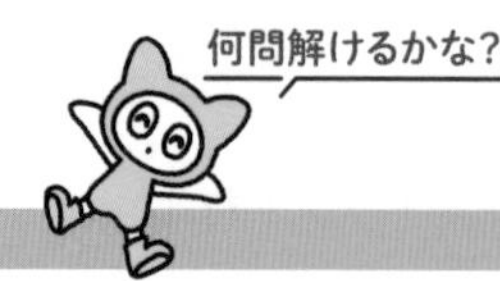

酸素療法中の入院患者が、500L酸素ボンベ(14.7MPaで充填)を用いて酸素を吸入しながら移動しました。現在の酸素ボンベの圧力計は12MPaを示しています。このときのボンベ内の酸素の量を公式を使って求めましょう。ただし、小数点以下の数値が得られた場合には、小数点以下第1位を四捨五入すること。

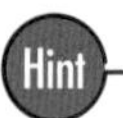

$$\text{酸素残量(L)} = \frac{\text{ボンベ容量(L)} \times \text{圧力計が示す圧(MPa)}}{\text{充填圧(MPa)}}$$

酸素療法中の入院患者が、500L酸素ボンベ(14.7MPaで充填)を用いて酸素を吸入しながら移動しました。現在の酸素ボンベの圧力計は3MPaを示しています。このときのボンベ内の酸素の量を公式を使って求めましょう。ただし、小数点以下の数値が得られた場合には、小数点以下第1位を四捨五入すること。

酸素療法中の入院患者が、500L酸素ボンベ(14.7MPaで充填)を用いて酸素を吸入しながら移動しました。現在の酸素ボンベの圧力計は4MPaを示しています。このときのボンベ内の酸素の量を比例式を使って求めましょう。ただし、小数点以下の数値が得られた場合には、小数点以下第１位を四捨五入すること。

酸素残量(L):ボンベ容量(L)＝圧力計が示す圧(MPa):充填圧(MPa)

酸素療法中の入院患者が、500L酸素ボンベ(14.7MPaで充填)を用いて酸素を吸入しながら移動しました。現在の酸素ボンベの圧力計は7MPaを示しています。このときのボンベ内の酸素の量を比例式を使って求めましょう。ただし、小数点以下の数値が得られた場合には、小数点以下第１位を四捨五入すること。

答えは別冊p.14

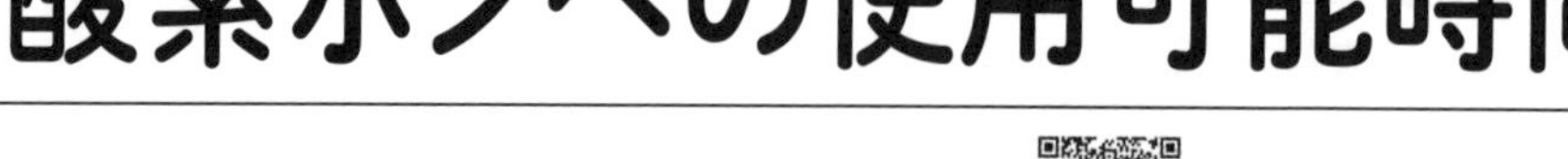

酸素ボンベの使用可能時間

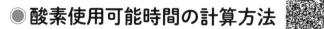

酸素使用可能時間の計算方法

看護の場面では、酸素ボンベの残量だけでなく、**どのくらいの時間使用可能か（使用可能時間）**を把握する必要もあります。この計算は日常的に行われるので、正しく計算できるようにしておきましょう。

酸素がなくなると、患者さんは生命の危機に陥ってしまう。酸素残量だけでなく、酸素ボンベの使用可能時間を把握しておくことがとても大切だよ！

Point 使用可能時間を求める公式

使用可能時間（分）＝酸素残量（L）÷酸素流量（L/分）

酸素流量とは？

酸素流量とは、**単位時間当たりの酸素使用量**のことです。1分間当たりの量で示されることが多く、その場合の単位は「L/分」となります。

たとえば、1分間当たりの酸素使用量が2Lの場合、酸素流量は「2L/分」と表されるよ。

例題 4L/分で酸素療法中の入院患者が、500L酸素ボンベ（14.7MPaで充填）を用いて移動しました。現在の酸素ボンベの圧力計は5MPaを示しています。酸素ボンベの残りの使用可能時間を求めましょう。ただし、小数点以下の数値が得られた場合には、小数点以下第1位を四捨五入すること。

解き方

酸素残量

$$x = 500 \times \frac{5}{14.7}$$

$$= \frac{500 \times 5}{14.7}$$

$$= 170.0\cdots$$

$$\fallingdotseq 170 \text{(L)}$$

使用可能時間

$$y = 170 \div 4$$

$$= 42.5\text{(分)}$$

答　43分

解き方のPoint

酸素ボンベの使用可能時間を求める公式を使用しますが、設問には酸素残量が示されていません。そこで、まずは**酸素残量を求めましょう**。酸素ボンベ内容量は**500L**、圧力計が示す圧は**5MPa**、充填圧は**14.7MPa**であることが示されているので、酸素残量をx**L**として、**酸素残量を求める公式**(p.86参照)に当てはめます。

$$x(\mathrm{L}) = 500(\mathrm{L}) \times \frac{5\,(\mathrm{MPa})}{14.7\,(\mathrm{MPa})}$$

$$x = 500 \times \frac{5}{14.7}$$

$$= \frac{500 \times 5}{14.7}$$

$$= 170.0\cdots$$

小数点以下第1位を四捨五入する

酸素残量は170L**であることがわかったので、次に**酸素ボンベの使用可能時間を求めます。**酸素流量は**4L/分なので、使用可能時間をy**分**として、これらを使用可能時間を求める公式に当てはめます。

$$y(\text{分}) = 170(\mathrm{L}) \div 4(\mathrm{L}/\text{分})$$

$$y = 170 \div 4$$

$$= 42.5$$

小数点以下第1位を四捨五入する

よって、使用可能時間は43分です。

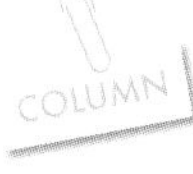

医療用酸素ボンベの内容量とボンベ自体のサイズ

医療施設では主に500L、1500L、6000Lの酸素ボンベが使用されます。圧力をかけることによって大量のガスをボンベ内に封入するため、ボンベ自体のサイズは小さくなり、それぞれ3.4L、10L、40Lです。内容量が大きいため想像しにくいですが、0.5L(500mL)や2Lサイズのペットボトルを思い浮かべ、それらの何個分になるか考えてみましょう。

3.4Lの医療用酸素ボンベは2L入りのペットボトル2つ分(4L)より少し小さいくらいなので持ち運び可能で、携帯用の酸素ボンベとして使われるよ。

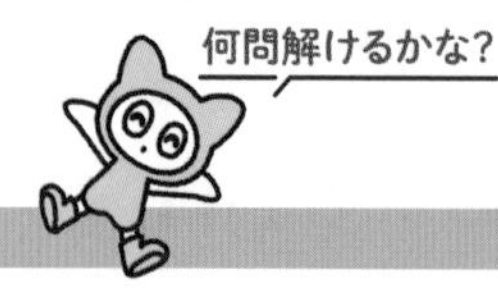

練習問題

酸素を3L/分で吸入している患者。移送時に使用する500L酸素ボンベ(14.7MPa充填)の内圧計は4.4MPaを示している。使用可能時間(分)を求めよ。ただし、小数点以下の数値が得られた場合には、小数点以下第1位を四捨五入すること。(看護師国家試験 第102回午後90)

使用可能時間(分)=酸素残量(L)÷酸素流量(L/分)

5L/分で酸素療法中の入院患者が、500L酸素ボンベ(14.7MPaで充填)を用いて車椅子で移動しました。現在の酸素ボンベの圧力計は9MPaを示しています。使用可能時間(分)を求めましょう。ただし、小数点以下の数値が得られた場合には、小数点以下第1位を四捨五入すること。

問題 ❸ 500L酸素ボンベ(14.7MPaで充填)の圧力計が6MPaを示しています。この酸素ボンベを用いて2L/分で酸素吸入を行うことになりました。使用可能時間(分)を求めましょう。ただし、小数点以下の数値が得られた場合には、小数点以下第1位を四捨五入すること。

問題 ❹ 500L酸素ボンベ(14.7MPaで充填)の圧力計が9MPaを示しています。この酸素ボンベを用いて2L/分で酸素吸入を行うことになりました。使用可能時間(分)を求めましょう。ただし、小数点以下の数値が得られた場合には、小数点以下第1位を四捨五入すること。

答えは別冊p.15

まとめテスト

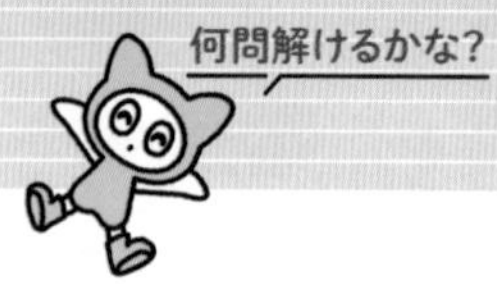

問題 1

酸素療法中の入院患者が、500L酸素ボンベ（14.7MPaで充填）を用いて酸素を吸入しながら移動しました。現在の酸素ボンベの圧力計は7MPaを示しています。このときのボンベ内の酸素の量を求めましょう。ただし、小数点以下の数値が得られた場合には、小数点以下第１位を四捨五入すること。

問題 2

酸素療法中の入院患者が、500L酸素ボンベ（14.7MPaで充填）を用いて酸素を吸入しながら移動しました。現在の酸素ボンベの圧力計は12MPaを示しています。このときのボンベ内の酸素の量を求めましょう。ただし、小数点以下の数値が得られた場合には、小数点以下第１位を四捨五入すること。

問題❸ 3L/分で酸素療法中の入院患者が、500L酸素ボンベ(14.7MPaで充填)を用いて車椅子で移動しました。現在の酸素ボンベの圧力計は3.5MPaを示しています。使用可能時間(分)を求めましょう。ただし、小数点以下の数値が得られた場合には、小数点以下第1位を四捨五入すること。

問題❹ 500L酸素ボンベ(14.7MPaで充填)の圧力計が9MPaを示しています。この酸素ボンベを用いて2L/分で酸素吸入を行うことになりました。使用可能時間(分)を求めましょう。ただし、小数点以下の数値が得られた場合には、小数点以下第1位を四捨五入すること。

答えは別冊p.15

著者

青木 久恵

福岡看護大学 基礎・基礎看護部門基礎看護学分野　教授

執筆協力

岡 直樹

広島大学　名誉教授

都留 寛治

福岡歯科大学　教授

看護学生のための 基礎からはじめる
数学ドリル〈別冊解答つき〉

定価（本体1,500円+税）

2024年５月31日　第１版第１刷発行

著　者　青木久恵©　〈検印省略〉
発行者　亀井　淳
発行所　株式会社 メヂカルフレンド社

〒102-0073　東京都千代田区九段北３丁目２番４号
麹町郵便局私書箱第48号　電話（03）3264-6611　振替 00100-0-114708
https://www.medical-friend.jp

Printed in Japan　落丁・乱丁本はお取り替え致します。
印刷・製本／シナノ書籍印刷株式会社
ISBN978-4-8392-1736-5　C3347
107192-116

看護学生のための

基礎からはじめる

数学ドリル

別冊解答

メヂカルフレンド社

解答・解説

練習問題 計算の基本がわかる ▶ たし算・ひき算・かけ算・わり算

p.8〜9

❶$5+8\times2=5+16=21$　　答　21

❷$(2-6)\times(-3)+2=(-4)\times(-3)+2=12+2=14$　　答　14

マイナスとマイナスをかけたりわったりするとプラスになる。

❸$4+\{2\times(6-3\times8)\}=4+\{2\times(6-24)\}$

$=4+\{2\times(-18)\}=4-36=-32$　　答　−32

❹$3-\{5\times(2+8\div4)\}=3-\{5\times(2+2)\}=3-(5\times4)=3-20=-17$　　答　−17

❺$(7+3)\times(4-6\div3)=10\times(4-2)=10\times2=20$　　答　20

練習問題 計算の基本がわかる ▶ 未知数xを求めよう

p.12〜13

❶$10x+5-2=19+2x$

$10x-2x=19-5+2$

$8x=16$

$x=2$　　答　$x=2$

❷$2x-30=6-2x$

$2x+2x=6+30$

$4x=36$

$x=9$　　答　$x=9$

❸$4+8-5x=7x-24$

$-5x-7x=-24-4-8$

$-12x=-36$

$x=3$　　答　$x=3$

❹方程式で表すと、$\boxed{1500}+\boxed{200}x=\boxed{2500}$

$\boxed{200}x=\boxed{1000}$

$x=\boxed{5}$　　答　5本

❺方程式で表すと、$2000\times2+1000\times x=7000$

$1000x=7000-4000$

$1000x=3000$

$x=3$　　答　3人

練習問題 計算の基本がわかる ▶ 小数・分数の考え方を学ぼう

➔ p.16〜17

❶2.5×0.8=2　　答 2

❷32÷1.6=20　　答 20

❸5.7÷1.25=4.56　　答 4.56

❹ $\frac{5}{3}+\frac{2}{6}=\frac{5}{3}+\frac{1}{3}=\frac{6}{3}=2$　　答 2

❺ $\frac{9}{4}\times\frac{8}{5}=\frac{18}{5}$　　答 $\frac{18}{5}$

❻ $\frac{7}{8}\div\frac{3}{4}=\frac{7}{8}\times\boxed{\frac{4}{3}}=\frac{7}{6}$　　答 $\frac{7}{6}$

分数でわるわり算は、わる数の分母と分子を入れかえて（逆数にして）かける。

［例］ $\frac{2}{5}\div 2=\frac{2}{5\times 2}=\frac{1}{5}$

2でわるときは $\frac{1}{2}$ をかけている。

練習問題 計算の基本がわかる ▶ 割合・比の考え方を学ぼう①割合

➔ p.20〜21

❶ $\boxed{20}=x\div\boxed{80}\times 100$

$x=\boxed{20}\times\boxed{80}\div 100$

$x=\boxed{16}$　　答 16人

［別の解き方］

ⓐ $20:100=x:80$
$1600=100x$
$x=16$

ⓑ $x=\frac{20}{100}\times 80$
$x=16$

❷ $x=(1200-800)\div 1200\times 100$
$=33.3\cdots\fallingdotseq 33$　　答 33%

❸ $x=12\div 300\times 100=4$　　答 4%

12人の患者が300人に占める割合を百分率で求める。

練習問題 計算の基本がわかる ▶ 割合・比の考え方を学ぼう②比

➔ p.24～25

❶20kmは5kmの４倍であるため、かかる時間もそれぞれ４倍する。
25(分)×4=100分
35(分)×4=140分　　**答　Aさんは100分、Bさんは140分**

❷チョコレートは6(個)×7(箱)=42(個)
クッキーは3(個)×7(箱)=21(個)　　**答　チョコレートは42個、クッキーは21個**

❸4マス表の関係で表すと、次のようになる。

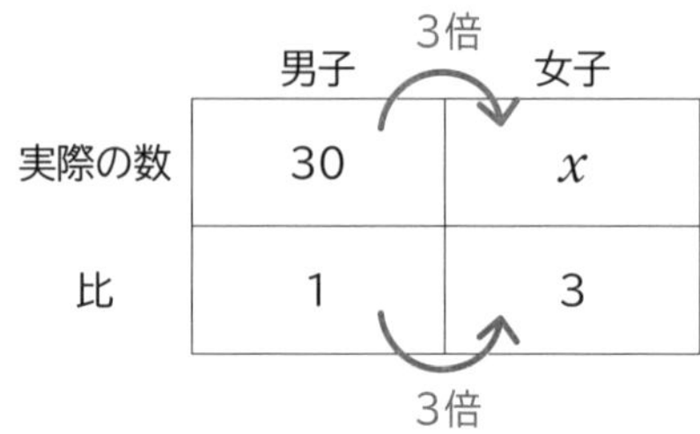

男女比は1:3なので、女子の人数は男子の人数の3倍である。よって、
30×3=90　　**答　90人**

❹400mLを10等分したうちの7つ分がコーヒー、３つ分が牛乳である。
400÷10=40　　40×7=280　　**答　280mL**

［別の解き方］
カフェオレは10、コーヒーは7であるため、
$10:7=400:x$
$10x=2800$
$x=280$

練習問題 計算の基本がわかる ▶ 分娩予定日の計算

➔ p.28～29

❶月は10－[3]=[7]、日は12+7=[19]　　**答　7月19日**

❷月は1+9=10、日は25+7=32
10月は31日までなので、32－31=1　翌日の1日となる。　　**答　11月1日**

❸最終月経初日は3月12日。6月25日までは19＋30＋31＋25＝105で105日
105÷7=15　6月25日は妊娠15週0日となる。　　**答　15週0日**

CHAPTER 1 まとめテスト 計算の基本がわかる

➔ p.30～31

❶

・30÷{(7－2)×3}+1=30÷(5×3)+1=30÷15+1=2+1=3　**答　3**

・5×{(5－3)+2}÷2=5×(2+2)÷2=5×4÷2=20÷2=10　**答　10**

・12.1×3.5=42.35　**答　42.35**

・$\frac{5}{\cancel{3}_{1}} \times \frac{\cancel{9}^{3}}{2} = \frac{15}{2}$　**答　$\frac{15}{2}$**

❷方程式で表すと、150×4+80×x=1000

600+80x=1000　80x=400　x=5　**答　5個**

❸x=280÷100×100=280　**答　280%**

❹最終月経初日は10月20日。10月20日から1月13日までは

11＋30＋31＋13＝85　85÷7＝12あまり1

1月13日は妊娠12週1日となる。　**答　12週1日**

CHAPTER 2 練習問題 看護の単位がわかる ▶ 単位変換の基本

➔ p.34～35

❶

・1m=100cm より、1cm=0.01m

よって、2cm=0.02m　**答　0.02m**

・1g=1000000μg

よって、7×1000000=7000000μg　**答　7000000μg**

・1kg=1000g=1000000mg

よって、6×1000000=6000000mg　**答　6000000mg**

❷

・1L=10dL

よって、4×10=40dL　**答　40dL**

・1時間=60分、1分=60秒

よって、60×60=3600秒　**答　3600秒**

・1時間=3600秒であるため、

7200÷3600=2時間　**答　2時間**

❸

・1kcal=1000cal

よって、4×1000=4000cal　**答　4000cal**

・1000cal=1kcalより、100cal=0.1kcal

よって、300cal=0.3kcal　**答　0.3kcal**

❹

・1MPa=1000kPa

よって、14.7×1000=14700kPa　**答　14700kPa**

・1hPa=$\frac{1}{10}$ kPa

よって、3×$\frac{1}{10}$ =0.3kPa　**答　0.3kPa**

CHAPTER 2 練習問題 看護の単位がわかる ▶ 看護でよく使われる単位

➔ p.38～39

❶750mLを5で割ると、1時間当たりの輸液量がわかる。

よって、750÷5=150　**答　150mL**

❷1200mLを6で割ると、1時間当たりの輸液量がわかる。

よって、1200÷6=200　**答　200mL**

❸1日は24時間、1時間は60分なので、

1日=24×60=1440分

1分間当たりの輸液量は　2000÷1440=1.3…≒1　**答　1mL**

❹1日は24時間、1時間は60分なので、

1日=24×60=1440分

1分間当たりの輸液量は　1200÷1440=0.8…≒1　**答　1mL**

まとめテスト 看護の単位がわかる

➔ p.40〜41

❶

・1m=100cm=1000mm

よって、3×1000=3000mm　　答　3000mm

・1g=1000000μg

よって、16×1000000=16000000μg　　答　16000000μg

・1kg=1000g、1g=1000mgより、1mg=0.000001kg

よって、67mg=0.000067kg　　答　0.000067kg

❷

・1Pa=0.01hPa

よって、30×0.01=0.3hPa　　答　0.3hPa

・1dL=0.1L

よって、500×0.1=50L　　答　50L

❸1600mLを6でわると、1時間当たりの輸液量がわかる。

よって、1600÷6=266.6…≒267　　答　267mL

❹1日は24時間、1時間は60分なので、

1日=24×60=1440分

1分間当たりの輸液量は　1750÷1440=1.2…≒1　　答　1mL

練習問題 栄養に関する計算がわかる ▶ BMI(体格指数)、肥満度(%)

p.44～45

❶$70 \div 1.8^2 = 70 \div 3.24 = 21.6 \cdots \fallingdotseq 22$

答　22

❷$45 \div 1.5^2 = 45 \div 2.25 = 20$

答　20

❸$(36-30) \div 30 \times 100 = 6 \div 30 \times 100$
$= 0.2 \times 100$
$= 20$

答　20%

練習問題 栄養に関する計算がわかる ▶ 摂取エネルギー

p.48～49

❶5%ブドウ糖液500mLに含まれているブドウ糖は、$\frac{5}{100} \times 500 = 25$g
輸液は2本であるため、25g×2=50g
よって、4×50+160=200+160=360

答　360kcal

❷5%ブドウ糖液1000mLに含まれているブドウ糖は、$\frac{5}{100} \times 1000 = 50$g
よって、4×50+80=200+80=280

答　280kcal

❸5%ブドウ糖液500mLに含まれているブドウ糖は、$\frac{5}{100} \times 500 = 25$g
よって、4×25+80+3+160=100+243=343

答　343kcal

❹5%ブドウ糖液2500mLに含まれているブドウ糖は、$\frac{5}{100} \times 2500 = 125$g
よって、4×125+80=500+80=580

答　580kcal

CHAPTER 3 練習問題 栄養に関する計算がわかる ▶ 脂質摂取量

p.52〜53

❶推定エネルギー必要量のうち、脂質から得るエネルギー量は、

$1950\times\frac{25}{100}=487.5\fallingdotseq488$

このときの脂質摂取量を求めると、488÷9=54.2≒54　　答　54g

❷推定エネルギー必要量のうち、脂質から得るエネルギー量は、

$2800\times\frac{25}{100}=700$

このときの脂質摂取量を求めると、700÷9=77.7…≒78　　答　78g

❸推定エネルギー必要量のうち、脂質から得るエネルギー量は、

$2300\times\frac{25}{100}=575$

このときの脂質摂取量を求めると、575÷9=63.8…≒64　　答　64g

❹推定エネルギー必要量のうち、脂質から得るエネルギー量は、

$1750\times\frac{25}{100}=437.5\fallingdotseq438$

このときの脂質摂取量を求めると、438÷9=48.6…≒49　　答　49g

CHAPTER 3 まとめテスト 栄養に関する計算がわかる

p.54〜55

❶$60\div1.7^2=60\div2.89=20.7\cdots\fallingdotseq21$　　答　21

❷(40−30)÷30×100=10÷30×100=33.3…≒33　　答　33%

❸5%ブドウ糖液500mLに含まれているブドウ糖は、$\frac{5}{100}\times500=25$g
2本行われたため、25g×2=50g
よって、4×50+160+160+3=200+160+160+3=523　　答　523kcal

❹推定エネルギー必要量のうち、脂質から得るエネルギー量は、

$2700\times\frac{25}{100}=675$

このときの脂質摂取量を求めると、675÷9=75　　答　75g

4 練習問題　注射液や消毒液の濃度の計算がわかる ▶ 水溶液の基礎知識

➔ p.58～59

❶求める濃度(%)をxとすると、$x=\dfrac{50}{450+50}\times100=\dfrac{\cancel{50}^{1}}{{}_{1\ \cancel{10}}\cancel{500}}\times\cancel{100}^{10}=10$　**答　10%**

❷求める濃度(%)をxとすると、$x=\dfrac{15}{350+15}\times100=\dfrac{\cancel{15}^{3}}{{}_{73}\cancel{365}}\times100=4.1\cdots$　**答　4%**

❸求める濃度(%)をxとすると、$x=\dfrac{30}{200+30}\times100=\dfrac{\cancel{30}^{3}}{{}_{23}\cancel{230}}\times100=13.0\cdots$

答　13%

❹求める溶質(g)をxとすると、$17=\dfrac{x}{400}\times100$　　$x=17\times400\div100=68$

答　68g

❺溶質(g)をxとすると、$35=\dfrac{x}{500}\times100$　　$x=35\times500\div100=175$

食塩水に含まれる食塩が175gだから、水は　$500-175=325$　**答　325g**

4 練習問題　注射液や消毒液の濃度の計算がわかる ▶ 濃度と比

➔ p.62～63

❶求めるA成分(溶質)をxgとすると、

$0.02=\dfrac{x}{450}\times100$　　$x=0.02\times450\div100=0.09$

0.09gをmgに変換して、90mg　**答　90mg**

❷求めるB成分(溶質)をxgとすると、

$0.05=\dfrac{x}{500}\times100$　　$x=0.05\times500\div100=0.25$

0.25gをmgに変換して、250mg　**答　250mg**

❸注射薬全量と指示量の薬液量と成分量を表で表すと、

	注射薬全量	指示量
薬液量	20mL	xmL
成分量	5 ~~250~~mg	3 ~~150~~mg

これより、成分量の比は
「注射薬全量:指示量＝5:3」であるから

$x=20\times\dfrac{3}{5}=12$

答　12mL

❹注射薬全量と指示量の薬液量と成分量を表で表すと、

	注射薬全量	指示量
薬液量	20mL	xmL
成分量	2 ~~100~~mg	5 ~~250~~mg

これより、成分量の比は
「注射薬全量:指示量＝2:5」であるから

$x=20\times\dfrac{5}{2}=50$

答　50mL

練習問題 注射液や消毒液の濃度の計算がわかる ▶ 希釈の基本　薬液の希釈 ➔ p.68〜69

❶ $\overset{200}{\cancel{600}} \times \dfrac{1}{\cancel{3}}$ =200　600－200=400　　**答　めんつゆ原液 200mL、水 400mL**

❷ $\overset{180}{\cancel{900}} \times \dfrac{1}{\cancel{5}}$ =180　180×2=360　　**答　360mL**

❸ $\overset{200}{\cancel{1200}} \times \dfrac{1}{\cancel{6}}$ =200　200×4=800　　**答　800mL**

❹希釈後に注目して、溶質の量をxgとして公式に当てはめると、

$0.02 = \dfrac{x}{1500} \times 100$　　$x = 0.02 \times 1500 \div 100 = 0.3$

求める6%A消毒薬の量をymLとして公式に当てはめると、

$6 = \dfrac{0.3}{y} \times 100$　$6y = 0.3 \times 100$　$y = \dfrac{\overset{5}{\cancel{30}}}{\cancel{6}} = 5$　　**答　5mL**

❺希釈後に注目して、溶質の量をxgとして公式に当てはめると、

$0.2 = \dfrac{x}{2000} \times 100$　　$x = 0.2 \times 2000 \div 100 = 4$

求める5%の薬液量をymLとして公式に当てはめると、

$5 = \dfrac{4}{y} \times 100$　$5y = 4 \times 100$　$y = 80$　　**答　80mL**

まとめテスト 注射液や消毒液の濃度の計算がわかる ➔ p.70〜71

❶求める濃度(%)をxとすると、

$x = \dfrac{35}{300+35} \times 100 = \dfrac{35}{335} \times 100 = 10.44\cdots \fallingdotseq 10.4$　　**答　10.4%**

❷求めるA成分(溶質)をxgとすると、

$0.05 = \dfrac{x}{300} \times 100$　　$x = 0.05 \times 300 \div 100 = 0.15$

0.15gをmgに変換して、150mg　　**答　150mg**

❸注射薬全量と指示量の薬液量と成分量を表で表すと、

	注射薬全量	指示量
薬液量	20mL	xmL
成分量	$_3\cancel{300}$mg	$_2\cancel{200}$mg

これより、成分量の比は
「注射薬全量:指示量＝3:2」であるから、

$x = 20 \times \dfrac{2}{3} = 40 \div 3 = 13.33\cdots \fallingdotseq 13.3$

答　13.3mL

❹注射薬全量と指示量の薬液量と成分量を表で表すと、

	注射薬全量	指示量
薬液量	5mL	xmL
成分量	$_4\cancel{100}$mg	$_3\cancel{75}$mg

これより、成分量の比は
「注射薬全量:指示量＝4:3」であるから、

$x = 5 \times \dfrac{3}{4} = 15 \div 4 = 3.75 \fallingdotseq 3.8$

答　3.8mL

練習問題 輸液の計算がわかる ▶ 輸液の速度

➔ p.74～75

❶240÷30=8　　**答　8時間**

❷48÷3=16　　**答　16時間**

❸300÷25=12　　**答　12時間**

❹500÷50=10
午前10時から10時間経過すると午後8時　　**答　④ 午後8時**

❺500mL２本分なので、1000mLを９時間で投与する。
1000÷9=111.1…≒111　　**答　111mL**

練習問題 輸液の計算がわかる ▶ 1分間の滴下数

➔ p.78～79

❶１分間の滴下数をxとすると、$x=\dfrac{20\times1800}{24\times60}=25$　　**答　25滴**

❷１分間の滴下数をxとすると、$x=\dfrac{20\times800}{6\times60}=44.4\cdots\fallingdotseq44$　　**答　44滴**

❸１分間の滴下数をxとすると、$x=\dfrac{20\times1200}{24\times60}=16.6\cdots\fallingdotseq17$　　**答　17滴**

❹１分間の滴下数をxとすると、$x=\dfrac{60\times500}{7\times60}=71.4\cdots\fallingdotseq71$　　**答　71滴**

❺１分間の滴下数をxとすると、$x=\dfrac{60\times700}{9\times60}=77.7\cdots\fallingdotseq78$　　**答　78滴**

❻１分間の滴下数をxとすると、$x=\dfrac{60\times400}{5\times60}=80$　　**答　80滴**

練習問題 輸液の計算がわかる ▶ 混合液の輸液

➔ p.82〜83

❶まず、5%のA薬液20mLの溶質の量(g)を求める。溶質をxgとすると、

$5=\frac{x}{20}\times100$　　$x=5\times20\div100=1$

1g＝1000mgであるため、

	生理食塩水混合液	A薬
全量	500mL	1000mg
1分間の投与量	ymL	2mg

1分間に注入する混合液の量をy(mL)とすると、

$500:1000=y:2$　　$500\times2=1000\times y$　　$y=1$　　**答　1mL/分**

❷まず、20%のB薬液10mLの溶質の量(g)を求める。溶質をxgとすると、

$20=\frac{x}{10}\times100$　　$x=20\times10\div100=2$

2g＝2000mgであるため、

	ブドウ糖混合液	B薬
全量	250mL	2000mg
1分間の投与量	ymL	5mg

1分間に注入する混合液の量をy(mL)とすると、

$250:2000=y:5$　　$250\times5=2000\times y$　　$y=0.625\fallingdotseq0.6$　　**答　0.6mL/分**

❸まず、10%のC薬液20mLの溶質の量(g)を求める。溶質をxgとすると、

$10=\frac{x}{20}\times100$　　$x=10\times20\div100=2$

2g＝2000mgであるため、

	生理食塩水混合液	C薬
全量	100mL	2000mg
1分間の投与量	ymL	2mg

1分間に注入する混合液の量をy(mL)とすると、

$100:2000=y:2$　　$100\times2=2000\times y$　　$y=0.1$　　**答　0.1mL/分**

❹まず、15%のD薬液20mLの溶質の量(g)を求める。溶質をxgとすると、

$15=\frac{x}{20}\times100$　　$x=15\times20\div100=3$

3g＝3000mgであるため、

	ブドウ糖混合液	D薬
全量	500mL	3000mg
1分間の投与量	ymL	5mg

1分間に注入する混合液の量をy(mL)とすると、

$500:3000=y:5$　　$500\times5=3000\times y$　　$y=0.83\cdots\fallingdotseq0.8$　　**答　0.8mL/分**

5 まとめテスト 輸液の計算がわかる

p.84～85

❶300÷15=20

答　20時間

❷ $\frac{\overset{1}{\cancel{20}}\times\overset{250}{\cancel{2000}}}{\underset{3}{\cancel{24}}\times\underset{3}{\cancel{60}}}=27.7\cdots\fallingdotseq 28$

答　28滴

❸まず、15%のB薬液20mLの溶質の量(g)を求める。溶質をxgとすると、

$15=\frac{x}{20}\times 100$　　$x=15\times 20\div 100=3$

3g＝3000mgであるため、

	生理食塩水混合液	B薬
全量	250mL	3000mg
1分間の注入量	ymL	2mg

1分間に注入する混合液の量をy(mL)とすると、

$250:3000=y:2$　　$250\times 2=3000\times y$　　$y=0.16\cdots\fallingdotseq 0.2$

答　0.2mL/分

❹まず、20%のC薬液30mLの溶質の量(g)を求める。溶質をxgとすると、

$20=\frac{x}{30}\times 100$　　$x=20\times 30\div 100=6$

6g＝6000mgであるため、

	生理食塩水混合液	C薬
全量	100mL	6000mg
1分間の注入量	ymL	3mg

1分間に注入する混合液の量をy(mL)とすると、

$100:6000=y:3$　　$100\times 3=6000\times y$　　$y=0.05\fallingdotseq 0.1$

答　0.1mL/分

6 練習問題 酸素ボンベの計算がわかる ▶ 酸素ボンベの残量

p.88～89

❶$x=500\times\frac{12}{14.7}=408.1\cdots\fallingdotseq 408$

答　408L

❷$x=500\times\frac{3}{14.7}=102.0\cdots\fallingdotseq 102$

答　102L

❸$x:500=4:14.7$　　$14.7x=500\times 4$

$x=2000\div 14.7=136.0\cdots\fallingdotseq 136$

答　136L

❹$x:500=7:14.7$　　$14.7x=500\times 7$

$x=3500\div 14.7=238.0\cdots\fallingdotseq 238$

答　238L

6 練習問題 酸素ボンベの計算がわかる ▶ 酸素ボンベの使用可能時間

p.92〜93

❶まず、酸素残量(xL)を求める。

$$x=500\times\frac{4.4}{14.7}=149.6\cdots\fallingdotseq150$$

酸素流量は3L/分であるため、150÷3=50　**答　50分**

※酸素残量はx:500=4.4:14.7のように比例式を用いて求めることもできます(以下の問題も同様)。

❷まず、酸素残量(xL)を求める。

$$x=500\times\frac{9}{14.7}=306.1\cdots\fallingdotseq306$$

酸素流量は5L/分であるため、306÷5=61.2≒61　**答　61分**

❸まず、酸素残量(xL)を求める。

$$x=500\times\frac{6}{14.7}=204.0\cdots\fallingdotseq204$$

酸素流量は2L/分であるため、204÷2=102　**答　102分**

❹まず、酸素残量(xL)を求める。

$$x=500\times\frac{9}{14.7}=306.1\cdots\fallingdotseq306$$

酸素流量は2L/分であるため、306÷2=153　**答　153分**

6 まとめテスト 酸素ボンベの計算がわかる

p.94〜95

❶$x=500\times\frac{7}{14.7}=238.0\cdots\fallingdotseq238$　**答　238L**

❷$x=500\times\frac{12}{14.7}=408.1\cdots\fallingdotseq408$　**答　408L**

❸まず、酸素残量(xmL)を求める。　$x=500\times\frac{3.5}{14.7}=119.0\cdots\fallingdotseq119$

酸素流量は3L/分であるため、119÷3=39.6…≒40　**答　40分**

❹まず、酸素残量(xmL)を求める。

$$x=500\times\frac{9}{14.7}=306.1\cdots\fallingdotseq306$$

酸素流量は2L/分であるため、306÷2=153　**答　153分**

著者

青木 久恵

福岡看護大学 基礎・基礎看護部門基礎看護学分野　教授

執筆協力

岡 直樹

広島大学　名誉教授

都留 寛治

福岡歯科大学　教授

看護学生のための 基礎からはじめる
数学ドリル〈別冊解答〉

2024年5月31日　第1版第1刷発行

著　者　青木久恵©　〈検印省略〉
発行者　亀井　淳
発行所　株式会社 メヂカルフレンド社

〒102-0073　東京都千代田区九段北3丁目2番4号
麹町郵便局私書箱第48号　電話 (03) 3264-6611　振替 00100-0-114708
https://www.medical-friend.jp

Printed in Japan　落丁・乱丁本はお取り替え致します。
印刷・製本／シナノ書籍印刷株式会社
107192-116